Márcia Regina Dal Medico

Spa em casa
Saúde pela alimentação

1ª edição, 2016
Copyright © 2016 Márcia Regina Dal Medico
Copyright desta edição © 2016 Alaúde Editorial Ltda.

Todos os direitos reservados. Nenhuma parte desta edição pode ser utilizada ou reproduzida – em qualquer meio ou forma, seja mecânico ou eletrônico –, nem apropriada ou estocada em sistema de banco de dados sem a expressa autorização da editora.

O texto deste livro foi fixado conforme o acordo ortográfico vigente no Brasil desde 1º de janeiro de 2009.

Este livro é uma obra de consulta e esclarecimento. As informações aqui contidas têm o objetivo de complementar, e não substituir, os tratamentos ou cuidados médicos. Os benefícios para a saúde de uma dieta baseada em frutas, verduras, legumes e sementes são reconhecidos pela medicina, mas o uso das informações contidas neste livro é de inteira responsabilidade do leitor. Elas não devem ser usadas para tratar doenças graves ou solucionar problemas de saúde sem a prévia consulta a um médico ou a um nutricionista. Uma vez que mudar hábitos alimentares envolve certos riscos, nem a autora nem a editora podem ser responsabilizadas por quaisquer efeitos adversos ou consequências da aplicação do conteúdo deste livro sem orientação profissional.

Preparação: Claudia Gomes
Revisão: Lizandra M. Almeida, Patrícia Vilar (Ab Aeterno)
Capa: Amanda Cestaro
Imagens de capa: marchello74 (fundo), Robyn Mackenzie (papel), VladaKela (caneta), baibaz (frutas), sirirak kaewgorn (flores) / ShutterStock.com
Imagens de miolo: Alexilusmedical (p. 20), La Gorda (p. 23) / ShutterStock.com
Projeto gráfico: Rodrigo Frazão
Impressão e acabamento: Bartira Gráfica

1ª edição 2016
Impresso no Brasil

Dados Internacionais de Catalogação na Publicação (CIP)
(Câmara Brasileira do Livro, SP, Brasil)

Dal Médico, Márcia Regina
    SPA em casa : saúde pela alimentação / Márcia Regina Dal Médico. -- 2. ed. -- São Paulo: Alaúde Editorial, 2016.

    Bibliografia.
    ISBN 978-85-7881-389-5

    1. Alimentos 2. Emagrecimento 3. Hábitos alimentares 4. Nutrição 5. Saúde - Aspectos nutricionais 6. Qualidade de vida I. Título.

16-07631
CDD-613.2
NLM-QU 145

Índices para catálogo sistemático:
1. Alimentos: Nutrição

2016
Alaúde Editorial Ltda.
Avenida Paulista, 1337,
conjunto 11, São Paulo, SP
CEP 01311-200
Tel.: (11) 5572-9474
www.alaude.com.br

Sumário

Apresentação **7**

Alimentação e saúde **9**

Por que fazer dieta? **55**

Cardápio para 14 dias
com cerca de 1.200 calorias **69**

Cardápio para 14 dias
com cerca de 1.800 calorias **85**

Receitas **101**

Apresentação

Este livro foi idealizado a partir do trabalho diário com pessoas que buscam incessantemente o encontro consigo mesmas, a perda de peso e os cuidados com a saúde como um todo. A partir desses aprendizados, abordamos conceitos e estudos relacionados à busca da saúde pela alimentação.

Desde a primeira edição da obra, que foi lançada em 2008, os conceitos referentes aos cuidados nutricionais evoluíram, e senti a necessidade de fazer um vasto levantamento bibliográfico de pesquisas mais atuais com o objetivo de melhorar a compreensão e o conhecimento da educação alimentar e nutricional. Esta nova edição tem o grande diferencial de agregar novos conceitos, entendimentos, cardápios e receitas que serão de fundamental importância para a mudança de hábito alimentar e de vida. São cardápios e receitas fáceis que poderão ser adotados no dia a dia.

Para muitas pessoas é mais atrativo dizer "Vamos fazer a dieta disso ou daquilo", com o intuito emagrecer tantos quilos em um tempo já predeterminado por si mesmas ou por falsas promessas. Mas vale a reflexão de que, quando se fala em mudança de hábito alimentar, precisamos pensar em uma meta que não tem fim, vivenciada e aprimorada dia após dia, a fim de conhecer e respeitar verdadeiramente quem somos: nossos valores, conquistas, limites, fraquezas. Você até pode se

Apresentação

perguntar: "Mas qual a vantagem disso?". A resposta é bem simples: não desistir de você, tornar-se cada dia melhor, com hábitos que possibilitarão a busca, com saúde, pelos seus ideais.

Sabemos que o homem contemporâneo fez emergir novos estilos alimentares e de vida, em que a oferta e o consumo de alimentos tiveram um expressivo aumento por conta do crescimento da tecnologia alimentar. Os alimentos consumidos com mais frequência são ricos em gorduras, açúcar e ingredientes refinados, diminuindo consideravelmente a ingestão de alimentos ricos em fibras, como frutas, verduras, legumes e cereais integrais, e de água.

É importante reconhecer em que medida uma alimentação correta pode beneficiar todos os aspectos que envolvem a nutrição do nosso organismo. A alimentação é considerada um ato voluntário e consciente relacionado com a forma como adquirimos, conservamos, preparamos e consumimos o alimento.

A nutrição, por sua vez, é um ato involuntário, que começa a partir do instante em que colocamos o alimento na boca, momento em que o nosso sistema digestório participará dos processos de digestão, absorção e excreção. Todos esses processos são realizados por órgãos responsáveis por processar os alimentos e disponibilizar os nutrientes necessários para as diferentes funções do corpo, garantindo a nossa saúde.

Para melhor utilização do livro, é importante compreender sua real condição de saúde e necessidades nutricionais, que só o acompanhamento de um profissional especializado é capaz de especificar.

Alimentação e saúde

As palavras "saúde" e "doença" sempre estiveram intimamente ligadas, mas é notável a enorme preocupação dos estudiosos com a abrangência das mudanças trazidas pela globalização na vida moderna e contemporânea.

Considero a saúde um valioso patrimônio pelo qual precisamos zelar e ao qual devemos dar valor. O corpo humano é um templo sábio, que funciona adequadamente se não tiver de passar por privações ou exageros. Não se pode compreender ou transformar a situação de saúde de um indivíduo ou de uma coletividade sem levar em conta que ela é produzida nas relações com o meio físico, social, cultural e espiritual.

As representações do conceito saúde e doença são, ao longo da história, sempre relacionados com alguns fatores, como momento histórico, culturas, formas de organização, valores sociais, meio ambiente, estilo de vida, condições socioeconômicas, tradições, biologia humana, experiências, individualidade e coletividade, entre outros.

Sabe-se que os mecanismos relacionados e determinantes das condições de saúde incluem os condicionantes biológicos, como idade, sexo, composição corporal, características pessoais, herança genética; o meio físico, como as condições geográficas, fontes de água para consumo, disponibilidade e qualidade dos alimentos, condições de habitação; assim como os meios socioeconômico e cultural, que denotam os níveis de ocupação e renda, o acesso à educação formal e ao lazer, hábitos e formas de relacionamento interpessoal e a possibilidade de acesso aos serviços que promovem e recuperam a saúde.

A Organização Mundial da Saúde (OMS), desde 1998, integra o fator espiritual como um dos elementos essenciais da definição de saúde. Uma compreensão que envolve a multidimensionalidade do ser, vivenciando todos os níveis que integram o bem-estar, tais como o corpo, a mente e o espírito.

Ressalto que, para a melhoria das condições de saúde, é de essencial importância a identificação, compreensão e intervenção de todos os fatores relacionados a essa questão a fim de promover de fato uma condição de saúde, no sentido amplo da palavra, favorável, que é um processo que prioriza a vida com qualidade.

Segundo o *Relatório Mundial de Saúde*, existem seis fatores de risco diretamente relacionados com o desenvolvimento das doenças e agravos não transmissíveis, porém, cinco estão ligados à alimentação e à atividade física. São eles: a hipercolesterolemia (colesterol alto); a hipertensão arterial (pressão alta); o excesso de peso corporal; o baixo consumo de frutas, legumes e verduras e a atividade física insuficiente.

Hábitos alimentares, comportamento alimentar e qualidade de vida

Para começar, é necessário verificar como se pode definir a expressão "comportamento alimentar".

"Comportamento" como uma maneira de agir ou proceder; uma reação face a um estímulo presente; maneiras de atuar relacionadas à influência dos outros.

"Alimentar" como dar alimento, nutrir, sustentar, que tem relação com o alimento.

Na atualidade, o comportamento alimentar, um ato comum relacionado a todas as ações que envolvem o ato de se alimentar, vem assumindo um papel de extrema importância na prevenção e tratamento de doenças.

Na retrospectiva histórica e perpassando referências à conduta e às crenças em relação aos alimentos, é notável que alguns aspectos impliquem em diferentes formas de viver e de se alimentar. Os maus hábitos alimentares interferem na saúde e reduzem a vitalidade e a energia. Para recuperar a saúde, é indiscutível que se deve rever esses hábitos.

Promover um comportamento alimentar saudável é imprescindível desde os primeiros anos de vida, trabalhando com a criança a disponibilidade dos alimentos, a aceitabilidade e as preferências alimentares. A disponibilidade e o acesso ao alimento do ambiente em que se vive, as práticas alimentares e o preparo do alimento exercem influência sobre o consumo alimentar da criança e propiciam futuras condições adequadas de saúde.

O crescimento, desenvolvimento e manutenção da saúde acontecem de maneira adequada e saudável quando a alimentação contém todos os nutrientes necessários ao organismo, evitando problemas de saúde de curto, médio e longo prazo.

O comportamento alimentar inclui elementos internos e externos ao sujeito. Toda a estrutura política, econômica, social, agrária e agrícola determina o acesso aos alimentos. E os fatores culturais e psicossociais de cada indivíduo levam à pratica alimentar.

Estudos demostram que o comportamento alimentar tem relação direta com os ritmos circadianos (nosso relógio biológico) e os hormônios regulatórios. Sabe-se que o equilíbrio entre a produção dos hormônios regulatórios e sua utilização pelo organismo tem estreita conexão entre o padrão diário das refeições e os ajustes (desajustes) nutricionais.

Alguns autores relatam que a dieta é mais do que uma redução calórica; é, sim, uma mudança no comportamento alimentar que está diretamente atrelada a questionamentos como "o que se" e "quanto se" come.

Quais razões levam uma pessoa a comer em excesso?

A reflexão e a compreensão se fazem necessárias para amenizar e solucionar as razões que levam a comer demais.

Possíveis razões:

1 Porque a pessoa se sente atraída pelo alimento mesmo que não sinta fome verdadeira.
2 Por confundir fome e sede, fome e cansaço, fome e sono, fome e tristeza, fome e alegria...
3 Por não identificar a sensação de saciedade e comer até sentir-se demasiadamente "cheia", até esvaziar o prato, até o alimento lhe provocar aversão...
4 Porque tem fome de carinho, afeto, segurança, atenção... precisa preencher um vazio.
5 Porque come muito depressa e não sente o real prazer que se alimentar pode promover.
6 Por ansiedade, tédio, depressão, falta de atividade, ocupação.
7 Porque "engole" sua insatisfação.

Você tem fome de quê? Por que você sente fome? Para uma mudança alimentar, o início está em realizar esses questionamentos para você mesmo e permitir que a busca seja efetiva. Quantas vezes você fez dieta? Quantos tipos de dietas você fez? Quantas vezes houve a reincidência do aumento de peso? O que é dieta?

Atualmente se fala muito sobre a preocupação que as pessoas devem ter com sua saúde, hábitos alimentares e qualidade de vida. É preciso compreender que os bons hábitos auxiliam na determinação da saúde, considerando-se a real importância do alimento no organismo. Segundo o Grupo de Qualidade de Vida da Divisão de Saúde Mental da OMS, a definição de qualidade de vida é a percepção do indivíduo de sua posição na vida no contexto da cultura e do sistema de valores nos quais ele vive, e em relação aos seus objetivos, expectativas, padrões e preocupações.

Além da compreensão e conscientização sobre o processo saúde-doença, os hábitos alimentares e de vida e a qualidade de vida, vale lembrar que hoje a percepção do "eu", dos valores próprios e do autoconhecimento estão escassos. São poucos ainda os que procuram entender e rever a linguagem do próprio corpo e em que medida vivemos em um equilíbrio entre as funções orgânicas, psíquicas e espirituais. A vida deve ser verdadeiramente sustentada com valores e práticas positivas que colaboram para sentir o que de fato faz bem.

Entender um pouco mais sobre nutrição e como ela atua em nosso organismo é um auxiliar poderoso para a busca de uma longevidade com saúde.

Alimentação, nutrição e nutrientes

A nutrição é a ciência do alimento, dos nutrientes e de outras substâncias afins, de sua atuação, interação e balanço em relação à saúde e à enfermidade, e o processo pelo qual o organismo ingere, digere, absorve, transporta, utiliza e excreta as substâncias alimentares. Ademais, a nutrição deve estar relacionada a implicações sociais, econômicas, culturais e psicológicas do alimento e da alimentação.

A alimentação é o mecanismo relacionado às práticas alimentares que envolve os tipos de alimentos que se consome, que se considera comestíveis e aceitáveis ao padrão de consumo, forma de aquisição, conservação, preparo e consumo e que, através deste, recebe os nutrientes necessários para o crescimento, desenvolvimento e manutenção das condições de saúde e de vida.

Os nutrientes são substâncias encontradas nos alimentos e essenciais para a saúde, pois são capazes de fornecer energia, elementos constituintes das células, como proteínas, gorduras e minerais, além de elementos metabólicos tanto no repouso como na sobrecarga, na reprodução, no crescimento e no amadurecimento do organismo.

Uma das formas de classificar os nutrientes é de acordo com sua função:

Proteínas: Têm função plástica ou construtora, promovendo o crescimento, o desenvolvimento e a renovação dos tecidos; participam da produção de hormônios, enzimas e anticorpos, e da coagulação sanguínea; também são fonte de energia. Podem ser de origem animal e vegetal.

Carboidratos: Fornecem energia para o funcionamento do organismo para as atividades diárias e para a produção de calor do corpo.

Gorduras: Fornecem energia; ajudam no transporte das vitaminas A, D, E, K; fornecem proteção aos órgãos vitais e ao frio; são responsáveis pela formação de membranas celulares e aumentam a palatabilidade dos alimentos.

Vitaminas e sais minerais: Regulam as funções do organismo indispensáveis para seu bom desenvolvimento e funcionamento.

As vitaminas são nutrientes essenciais para a garantia de um completo desenvolvimento orgânico. São encontradas numa grande variedade de alimentos. A quantidade de vitaminas presente nos alimentos é variável, pois depende de alguns fatores, tais como a estação do ano em que foi cultivada a planta, o tipo de solo e até mesmo a que tipo de cozimento o alimento foi submetido. A maior parte das vitaminas sofre alterações quando submetida ao calor, à luz, ao passar pela água ou quando na presença de certas substâncias conservantes. Podem ser classificadas em lipossolúveis (solúveis em gorduras) e hidrossolúveis (solúveis em água).

Lipossolúveis: as vitaminas A (Retinol), D (Calciferol), E (Tocoferol) e K (Menadiona).

Hidrossolúveis: as vitaminas C (ácido ascórbico) e as do complexo B – B1 (tiamina), B2 (riboflavina), B3 (niacina ou vitamina PP), B5 (ácido pantotênico), B6 (piridoxina), B8 (biotina ou vitamina H), B9 (ácido fólico ou folacina) e B12 (cobalamina).

Os minerais podem ser classificados em macrominerais – para quantidades superiores a 100 mg/dia (cálcio, fósforo, enxofre, magnésio, potássio, sódio e cloro) e microminerais

– para quantidades inferiores a 100 mg/dia (ferro, cobre, zinco, manganês, iodo, selênio e flúor). São substâncias inorgânicas indispensáveis ao corpo, provenientes do consumo de alimentos. São elementos que não fornecem calorias e desempenham no organismo funções essenciais, como regular o metabolismo enzimático, fazer parte da constituição estrutural dos tecidos e auxiliar o bom funcionamento das células nervosas, dentre outras.

Algumas fontes alimentares macrominerais são:

Cálcio	leite e seus derivados, pescada frita, sardinha enlatada ou assada, espinafre cozido, brócolis, mostarda, couve, laranja-lima, mamão, salmão, feijão rosinha, tofu, cereais
Potássio	laranja-pera, melão, mamão, banana-nanica, abacate, uva rubi, batata, tomate, cenoura, couve, castanha-de-caju, amendoim, leite e derivados, carne bovina, peito de frango e pescada (o processo de cocção das frutas e hortaliças leva a uma redução aproximada de 60% da quantidade de potássio)
Fósforo	carnes, aves, pescados, ovos, vísceras, leite e derivados, leguminosas, oleaginosas e cereais integrais, frutas como morango, kiwi, melão, suco de uva e caju
Enxofre	feijão, lentilha, grão-de-bico, feijão-preto, carnes vermelhas magras, amendoim, cereais, couve, repolho, couve-flor, alho, cebola, leite e derivados, ovos
Magnésio	verduras, leite, carne bovina, peixes, cacau, nozes, sementes, feijões
Sódio	sal de cozinha, alimentos processados, salgados e defumados, leite e derivados, ovos
Cloro	sal de cozinha, leite, carnes, ovos

Algumas fontes alimentares microminerais são:

Zinco	carne bovina, peixe, aves, leite e queijos, assim como frutos do mar, cereais integrais, germe de trigo, feijões e nozes, amêndoa, castanha de caju, semente de abóbora
Ferro	carne, peixe, aves, gema de ovo, cereais fortificados com ferro, cereais integrais, vegetais verde-escuros (espinafre), feijão e ervilha
Cobre	carnes como o fígado, peixes, ostras, grãos integrais, nozes e legumes
Manganês	alho, grãos integrais, nozes, leguminosas (feijões) (dependendo do solo, as frutas e hortaliças também são boas fontes)
Flúor	água e, dependendo do solo, alguns produtos animais e vegetais
Iodo	peixes, principalmente de água salgada, crustáceos como camarão, ostras e lagostas, espinafre, agrião e outros vegetais cujo solo seja rico em iodo
Selênio	vegetais, carnes e castanha-do-pará

Fibras: São as partes dos alimentos vegetais que não podem ser digeridas pelas enzimas digestivas humanas. Resistem ao processo de digestão. Ajudam no bom funcionamento do intestino e auxiliam na prevenção de doenças como colesterol alto, câncer e diabetes.

As fibras, de acordo com a solubilidade de seus componentes em água, podem ser classificadas em solúveis e insolúveis.

As fibras solúveis têm efeito sobre a glicose e as gorduras, reduzindo sua absorção e concentração no intestino delgado. Aumentam a viscosidade do conteúdo intestinal, reduzem o colesterol, ajudam a manter os níveis normais de minerais, influenciam no tempo de digestão gástrica e intestinal. São consideradas fibras solúveis: pectinas, gomas, mucilagem, betaglucanas e algumas hemiceluloses.

Fibras solúveis	frutas, verduras, aveia, cevada e leguminosas, como feijão, lentilha, ervilha, soja, grão-de-bico

As fibras insolúveis têm importantes propriedades, como aumentar o bolo fecal, tornar as fezes mais macias, diminuir o tempo de trânsito intestinal e diminuir a constipação intestinal, evitando hemorroidas, inflamações intestinais e varizes intestinais.

Fibras insolúveis	farelos de trigo e cereais integrais, além das verduras e frutas

Água: Importante para a manutenção da vida. Hidrata o organismo e transporta os nutrientes.

Além de serem agrupados de acordo com a função que exercem, os nutrientes podem ser classificados como reguladores, energéticos e construtores ou plásticos:

Reguladores: são ricos em vitaminas e minerais e regulam o funcionamento do organismo. São as verduras, os legumes e as frutas.

Energéticos: são alimentos que se transformam em glicose e fornecem energia para o bom funcionamento do organismo, para a produção de calor corporal e para as atividades diárias. Suas fontes são pães, massas, cereais e raízes. Os cereais integrais são fontes ricas também de fibras alimentares, que permitem o bom funcionamento do intestino e auxiliam na prevenção de algumas doenças.

Construtores ou plásticos: fornecem proteínas e cálcio, mas também são fonte de açúcares e gorduras. São importantes para a formação e a manutenção dos ossos. Esse grupo é composto por leite (e derivados), carnes, ovos, feijões, nozes e amendoim. As carnes, ovos, feijões, nozes e amendoim são também fontes de ferro e zinco e têm considerável teor de gordura.

O avanço dos guias alimentares

Em 1894, Atwater foi pioneiro em estabelecer a relação entre a composição de alimentos por meio de tabelas e os padrões dietéticos para a população norte-americana. Iniciou estudos com bases científicas capazes de determinar a relação entre a composição dos alimentos, o consumo e a saúde dos indivíduos.

Em seguida, surgiram novos guias para diversos grupos populacionais com diferentes formas de apresentação. Os conteúdos se modificaram à medida que surgiram novos estudos e concepções sobre o consumo dos alimentos e seus nutrientes, variando conforme a população à qual se destinava.

Tinham o objetivo de informar e orientar a população para a promoção da saúde por meio de hábitos alimentares saudáveis, com um método prático, dinâmico e útil. Era importante que a população compreendesse os alimentos que deveriam ser ingeridos, de modo que compusessem uma alimentação nutricionalmente adequada.

A roda de alimentos surgiu como um guia de educação alimentar para ensinar a adequação dos nutrientes e evitar as deficiências nutricionais; entretanto, foi substituída, mais tarde, pela pirâmide de alimentos.

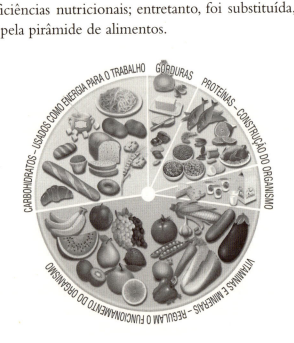

Em 1992, a orientação do Departamento de Agricultura e do Departamento de Recursos Humanos e Saúde dos Estados Unidos foi utilizar a pirâmide de alimentos, que substituiu a antiga Roda de Alimentos para melhor visualizar a classificação e as necessidades dos alimentos.

A pirâmide de alimentos é uma ferramenta didática nutricional simples, prática e efetiva, que promoveu melhor entendimento do que é uma alimentação saudável. Procurou mostrar a dieta como um todo, e não como uma dieta-base, apresentando a variedade dos alimentos e garantindo os nutrientes necessários em proporção e moderação para delinear uma melhor qualidade de vida.

A princípio, a pirâmide de alimentos foi dividida em quatro níveis:

1º nível: grupo dos cereais, tubérculos, raízes
2º nível: grupo das hortaliças e grupo das frutas
3º nível: grupo do leite e produtos lácteos; grupo das carnes e ovos e grupo das leguminosas
4º nível: grupo dos óleos e gorduras e grupo dos açúcares e doces

Os alimentos cuja composição é semelhante formaram os oito grupos de alimentos com o número de porções diárias para cada grupo

Na base da pirâmide, a mais larga, se encontra o 1º nível, o que significa que são os alimentos que devem ser consumidos em maior quantidade ao longo do dia; entretanto, deve-se ficar atento ao consumo maior dos cereais integrais do que os refinados e com menor quantidade de gordura saturada e trans. É importante a consideração de qual alimento será consumido junto com os que foram citados nesse nível da pirâmide.

A pirâmide, à medida que segue para o topo, tem seu tamanho diminuído, o que denota que os doces e gorduras prejudiciais à saúde devem ser evitados.

Em 1999, houve uma adaptação da Pirâmide Alimentar, baseando-se no tipo, consumo e modo de preparo de alimentos da população brasileira, que era bem diferente dos norte-americanos.

O *Guia alimentar para a população brasileira*, de 2006, apresentava as primeiras diretrizes alimentares oficiais para a população, relacionando o impacto de uma alimentação saudável com a prevenção de doenças.

No ano de 2013, houve um redesenho da pirâmide, com a proposta de inclusão de alimentos importantes e que mereciam destaque na alimentação da população brasileira, tais como os alimentos integrais, frutas regionais, folhas verde-escuras, leite e derivados, como fontes importantes de cálcio e vitamina B2 (riboflavina), alguns grãos e oleaginosas. Além disso, destacaram-se a importância e a necessidade de se realizar as três refeições principais e os lanches intermediários.

Em 2014, o Ministério da Saúde, substituiu a versão de 2006 por um novo *Guia alimentar para a população brasileira* que apresenta um conjunto de informações e recomendações sobre alimentação que tem o objetivo de promover a saúde de pessoas, famílias e comunidades e da sociedade brasileira, integrando os nutrientes, alimentos, combinações de alimentos, preparações culinárias e as dimensões culturais e sociais das práticas alimentares.

O *Guia alimentar para a população brasileira* de 2014 preconiza que: "A alimentação adequada e saudável é um direito humano básico que envolve a garantia ao acesso permanente e regular, de forma socialmente justa, a uma prática alimentar adequada aos aspectos biológicos e sociais do indivíduo e que deve estar em acordo com as necessidades alimentares

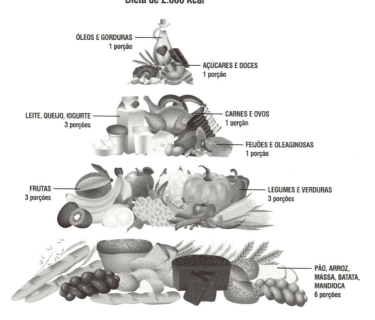

especiais; ser referenciada pela cultura alimentar e pelas dimensões de gênero, raça e etnia; acessível do ponto de vista físico e financeiro; harmônica em quantidade e qualidade, atendendo aos princípios da variedade, equilíbrio, moderação e prazer; e baseada em práticas produtivas adequadas e sustentáveis".

O novo *Guia alimentar para a população brasileira* foi lançado pelo Ministério da Saúde em novembro de 2014 a fim de garantir à população meios de alcançar uma alimentação mais saudável, balanceada e saborosa. Seus objetivos são ainda mais amplos:

» Combater as carências nutricionais e a desnutrição (atualmente está em declínio).
» Prevenir enfermidades, tais como: obesidade, diabetes, doenças cardiovasculares, câncer.
» Fornecer orientações sobre os tipos de alimentos benéficos à saúde, como comer e como prepará-los.
» Oferecer orientações sobre os alimentos naturais, processados e ultraprocessados.
» Proporcionar informações sobre escolhas alimentares saudáveis e adequadas.

Vamos nos atentar a alguns fatores bastante presentes em nosso cotidiano alimentar:

» Consumo excessivo de sódio.
» Consumo excessivo de alimentos de origem animal.
» Troca no consumo de nutrientes advindos do alimento pelos isolados contidos em suplementos.
» Consumo de alimentos que apresentam propriedades antioxidantes e anti-inflamatórias em alimentos como frutas, legumes, verduras, castanhas, nozes e peixes.
» Práticas que atrapalham significativamente a quantidade do consumo de alimentos, como alimentar-se sozinho, sentado no sofá e na frente da TV no lugar de sentado à mesa com familiares e amigos.
» Combinação e preparo dos alimentos.
» Desequilíbrio na oferta de nutrientes e na ingestão excessiva de calorias: está ocorrendo a troca de alimentos *in natura* ou minimamente processados de origem vegetal (arroz, feijão, mandioca, batata, legumes e verduras) e preparações culinárias à base

desses alimentos por produtos industrializados prontos para consumo. Com isso, o aumento das doenças crônicas é cada vez maior.

Os alimentos, segundo o novo *Guia alimentar para a população brasileira*, podem ser divididos em quatro categorias, de acordo com o tipo de processamento empregado na sua produção:

IN NATURA
São aqueles obtidos diretamente de plantas ou de animais (como folhas, frutos, ovos e leite) e adquiridos para consumo sem que tenham sofrido qualquer alteração após deixarem a natureza. Alimentos minimamente processados são alimentos *in natura* que, antes de sua aquisição, foram submetidos a alterações mínimas. Exemplos incluem grãos secos, polidos e empacotados ou moídos na forma de farinhas; raízes e tubérculos lavados; cortes de carne resfriados ou congelados e leite pasteurizado.

A variedade dos alimentos *in natura* é limitada: como frutas, legumes, verduras, raízes, tubérculos e ovos. No processamento mínimo não há agregação de sal, açúcar, óleos, gorduras ou outras substâncias ao alimento.

Os óleos, gorduras, sal e açúcar são produtos extraídos de alimentos *in natura* ou da natureza por processos como prensagem, moagem, trituração, pulverização e refino. "Quanto ao consumo, recomenda-se que seja feito com moderação em preparações culinárias com base em alimentos *in natura* ou minimamente processados. Contribuem para diversificar e tornar mais saborosa a alimentação sem que fique nutricionalmente desbalanceada."

ALIMENTOS PROCESSADOS

São aqueles fabricados pela indústria com a adição de sal ou açúcar ou outra substância de uso culinário a alimentos *in natura* para torná-los duráveis e mais agradáveis ao paladar. São produtos derivados diretamente de alimentos e são reconhecidos como versões dos alimentos originais, porém deve-se limitar seu uso ou consumi-los em pequenas quantidades.

Usualmente são consumidos como parte ou acompanhamento de preparações culinárias feitas com base em alimentos minimamente processados, por exemplo alimentos preservados em salmoura ou solução de sal e vinagre, como cenoura, pepino, ervilhas, palmito, cebola, couve-flor; extrato ou concentrados de tomate (com sal e/ou açúcar); frutas em calda e frutas cristalizadas; carne seca e toucinho; sardinha e atum enlatados; alimentos feitos com farinha de trigo, leveduras, água e sal, como queijos e pães.

ALIMENTOS ULTRAPROCESSADOS

São formulações industriais feitas inteiramente, ou em sua maior parte, de substâncias extraídas de alimentos (óleos, gorduras, açúcar, amido, proteínas), derivadas de constituintes de alimentos (gorduras hidrogenadas, amido modificado), sintetizadas em laboratório com base em matérias orgânicas como petróleo e carvão (corantes, aromatizantes, realçadores de sabor e vários tipos de aditivos usados para dotar os produtos de propriedades sensoriais atraentes).

Diante dessa descrição, a recomendação é a de que se evite ao máximo o consumo de alimentos ultraprocessados. São nutricionalmente desbalanceados e, por conta de sua formulação e apresentação, tendem a ser consumidos em excesso e a substituir alimentos *in natura* ou minimamente processados. As formas de produção, distribuição, comercialização e consumo afetam de modo desfavorável a cultura, a vida social e o meio ambiente.

Alguns exemplos desse tipo de produto são biscoitos recheados, sorvetes, balas e guloseimas em geral, cereais açucarados para o desjejum matinal, bolos e misturas para bolo, barrinhas de cereais, sopas, macarrão e temperos instantâneos, molhos, salgadinhos "de pacote", refrescos e refrigerantes, iogurtes e bebidas lácteas adoçados e aromatizados, bebidas energéticas, produtos congelados e prontos para aquecimento como pratos de massas, pizzas, hambúrgueres e extratos de carne de frango ou peixe empanados do tipo nuggets, salsichas e outros embutidos, pães de fôrma, pães para hambúrguer ou hot dog, pães doces e produtos panificados cujos ingredientes incluem substâncias como gordura vegetal hidrogenada, açúcar, amido, soro de leite, emulsificantes e outros aditivos.

Em resumo, prefira sempre alimentos *in natura* ou minimamente processados e preparações culinárias a alimentos ultraprocessados. Vale lembrar que é essencial a atenção à quantidade de alimentos, além da qualidade e seus nutrientes a serem consumidos.

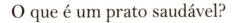

O que é um prato saudável?

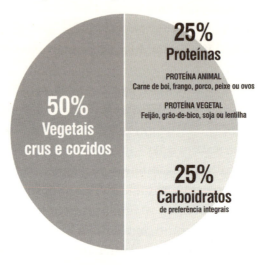

A imagem anterior mostra um exemplo de refeição que consegue suprir as necessidades energéticas da maioria das pessoas. O prato é composto de 50% de vegetais crus e cozidos, 25% de carboidratos, de preferência integrais, e 25% de proteínas, que podem ser de origem animal (carne de boi, frango, porco, peixe ou ovos) ou de origem vegetal (feijão, grão-de-bico, soja ou lentilha).

Digo que o prato atende às necessidades energéticas da maioria das pessoas porque essas necessidades variam de indivíduo para indivíduo. Como o organismo vivo está sempre liberando energia, de diferentes formas, além das modificações contínuas em função das atividades físicas e psíquicas, se faz necessário manter um equilíbrio entre a entrada de energia, pelos alimentos, e a saída de energia, com as transformações energéticas.

Sabe-se que existem várias técnicas capazes de analisar a composição corporal total de um indivíduo a fim de avaliar as necessidades energéticas; entretanto, é necessário verificar quais delas apresentam critérios de autenticidade científica e, com isso, avaliar o método ideal para uma análise da composição corporal total, mensurando as quantidades de água, gordura, massa muscular corporal, peso corporal.

A quantidade de calorias que cada pessoa precisa ingerir varia conforme idade, sexo, peso, altura e atividade física (no lazer e no trabalho) que desempenha. O valor energético total (VET) é a quantidade de energia que compõe a alimentação diária de uma pessoa.

CALORIAS

Representam a quantidade de energia que os alimentos liberam para que nosso organismo utilize como combustível para realizar suas funções. Como regra geral:

- 1 grama de carboidrato = 4 calorias
- 1 grama de proteína = 4 calorias
- 1 grama de gordura = 9 calorias

Exemplo
em cada 100 gramas de banana há 97,2 calorias, pois:

22,2 g de carboidrato x 4 calorias = 88,8 calorias
1,2 g de proteína x 4 calorias = 4,8 calorias
0,4 g de gordura x 9 calorias = 3,6 calorias

Total = 97,2 calorias

Falando em calorias, um hábito muito comum das pessoas é, ao comprar alimentos e/ou preparações, se preocupar apenas com a quantidade de calorias. É importante verificar outros elementos além delas, tais como os teores de gorduras totais, gorduras saturadas, gorduras trans, colesterol, carboidratos, fibras, sódio, glúten, além de entender as diferenças entre um alimento classificado como diet ou light.

Para auxiliar você a fazer melhores escolhas, segue a conceituação de alguns itens importantes na verificação de um rótulo de alimentos. É essencial reconhecer suas reais condições de saúde para a escolha adequada na hora de comprar os alimentos.

Como ler os rótulos dos alimentos

De acordo com a resolução RDC nº 259, de 20 de setembro de 2002, da Agência Nacional de Vigilância Sanitária (Anvisa), **rótulo de alimento** "é toda inscrição, legenda, imagem ou toda matéria descritiva ou gráfica, escrita, impressa, estampada, gravada, gravada em relevo ou litografada ou colada sobre a embalagem do alimento".

Segundo essa resolução, a **rotulagem nutricional dos alimentos** deve conter informações claras e verdadeiras em relação à quantidade, validade, composição, conservação e procedência a fim de nos ajudar a conhecer melhor os nutrientes contidos em cada alimento, dando-nos opções para fazer escolhas adequadas e saudáveis, que favoreçam a melhoria e a manutenção das condições de saúde. Essa decisão está alinhada com o comportamento da população em relação ao consumo de alimentos. Nos últimos anos, houve um aumento no nível de consciência dos consumidores, decorrente da maior escolarização e do maior acesso às informações.

Nem todos os alimentos precisam de rotulagem, são eles: "bebidas alcoólicas; especiarias (como orégano, canela e outros); águas minerais naturais e as demais águas envasadas para consumo humano; vinagres; sal; café; erva mate, chá e outras ervas sem adição de outros ingredientes (como leite ou açúcar); alimentos preparados e embalados em restaurantes e estabelecimentos comerciais, prontos para o consumo como sobremesas, mousse, pudim, salada de frutas; os produtos fracionados nos pontos de venda a varejo comercializados como pré-medidos, como queijos, salame, presunto; as frutas, vegetais e carnes *in natura*, refrigerados e congelados".

Ainda segundo a RDC nº 259, é obrigatório que todos os rótulos contenham:

» Denominação de venda do alimento.
» Lista de ingredientes.
» Conteúdos líquidos.
» Identificação da origem.
» Nome ou razão social e endereço do importador, no caso de alimentos importados.
» Identificação do lote.
» Prazo de validade.
» Instruções sobre o preparo e uso do alimento, quando necessário.

Além disso, o rótulo deve declarar a porção média do alimento que pode ser consumida por refeição, a quantidade de nutrientes presentes no alimento por porção em medidas caseiras e o percentual de valores diários (%VD) em uma dieta de 2.000 Kcal ingeridas por dia. Os valores diários são as quantidades dos nutrientes que se deve ingerir para alcançar uma alimentação saudável. O valor diário é diferente para cada nutriente.

Na sequência, você pode conferir a quantidade de valores diários de referência para cada item exigido para uma dieta de 2.000 Kcal.

Valores diários de referência de nutrientes de declaração obrigatória:

Valor energético	2.000 Kcal
Carboidratos	300 gramas
Proteínas	75 gramas
Gorduras totais	55 gramas
Gorduras saturadas	22 gramas
Fibra alimentar	25 gramas
Sódio	2.400 gramas

Esses valores na rotulagem se alteram mediante a quantidade da embalagem e do tipo de alimento. A seguir, um exemplo das informações contidas em um rótulo de uma embalagem de leite desnatado e de uma de leite integral:

Alimentação e saúde

Leite Desnatado	Quantidade por porção	% V.D.*
Valor energético	74 Kcal	4
Carboidratos	9,8 g	3
Proteínas	6,4 g	8
Gorduras totais	1 g	2
Gorduras saturadas	0 g	0
Gorduras trans	0 g	0
Fibra alimentar	0 g	0
Sódio	100 mg	4

Leite Integral	Quantidade por porção	% V.D.*
Valor energético	118 Kcal	6
Carboidratos	9,0 g	3
Proteínas	6,3 g	8
Gorduras totais	6,4 g	12
Gorduras saturadas	4,1 g	19
Gorduras trans	0 g	0
Fibra alimentar	0 g	0
Sódio	94 mg	4

A seguir, um modelo tradicional de rótulo:

Informações nutricionais
Porção em g ou ml (medida caseira)

	Quantidade por porção	% V.D.*
Valor calórico	...Kcal = ...KJ	6
Carboidratos	g	3
Proteínas	g	8
Gorduras totais	g	12
Gorduras saturadas	g	19
Gorduras trans	g	VD não estabelecido
Fibra alimentar	g	0
Sódio	mg	4

* % Valores diários de referência com base em uma dieta de 2.000 Kcal ou 8.400 KJ. Seus valores diários podem ser maiores ou menores dependendo de suas necessidades energéticas.

As pessoas portadoras de algum problema de saúde devem ler atentamente os rótulos de alimentos, verificando se devem ou não consumi-los ou se esse consumo deve ser em quantidade mínima ou moderada.

A rotulagem de alimentos deve, também, atender aos seguintes dispositivos legais:

» Decreto-Lei nº 986/69 – institui normas básicas sobre alimentos visando a defesa e a proteção da saúde, a partir de requisitos gerais sobre rotulagem.

» Lei nº 10.674, de 16 de maio de 2003 – obriga que os produtos alimentícios comercializados informem sobre a presença de glúten, como medida preventiva e de controle da doença celíaca.

» RDC nº 340/2002, Anvisa – obriga as empresas fabricantes de alimentos a declarar na rotulagem, na lista de ingredientes, o nome do corante tartrazina (INS 102) por extenso. A tartrazina é um corante artificial amarelo encontrado em remédios, sucos artificiais, gelatina e balas que pode causar reações alérgicas.

» RDC nº 359/2003, Anvisa – aprova o Regulamento Técnico de porções de alimentos embalados para fins de rotulagem nutricional.

» RDC nº 360/2003, Anvisa – aprova o Regulamento Técnico sobre rotulagem nutricional de alimentos embalados.

Em um primeiro momento, essas informações podem parecer um pouco confusas, exigindo certa habilidade do consumidor para entendê-las e interpretá-las. Entretanto, são informações essenciais para quem apresenta algum problema de saúde e precisa evitar o consumo dessas substâncias.

COMO RECONHECER UM ALIMENTO MAIS SAUDÁVEL PELO RÓTULO?

Para que você faça esse reconhecimento, primeiro é importante conhecer sua atual condição de saúde e saber se precisa evitar alguns alimentos específicos. Por exemplo, se você tem pressão alta (é hipertenso), precisa evitar alimentos ricos em sódio, por seu alto teor de industrialização e processamento.

Uma dica importante é fazer comparativos dos alimentos similares e atentar para as porcentagens de alguns nutrientes, como:

» Quais os alimentos com menor teor de sódio?
» Quais os alimentos com menor teor de gorduras trans e saturadas?
» Quais os alimentos com maior teor de fibras?

Mas lembre-se de que essas recomendações são gerais para uma alimentação saudável. É imprescindível o acompanhamento por profissionais para identificar, em casos específicos, com alterações da condição de saúde, os nutrientes mais benéficos ou que deverão ser evitados em sua alimentação diária.

ALIMENTOS DIETÉTICOS

Os alimentos considerados dietéticos são destinados a um público específico. São alimentos formulados especialmente e/ou padronizados de forma que a sua composição possa atender às necessidades dietoterápicas especiais de indivíduos que apresentam problemas de saúde com exigências específicas.

São geralmente utilizados em dietas de restrição, devendo ter a total ausência de um determinado ingrediente, como carboidrato (sacarose), proteína, gordura ou sódio. Alguns exemplos:

> Açúcar, no caso do diabético, sódio para os hipertensos, colesterol para os que possuem altas taxas de colesterol no sangue, proteínas para os portadores de insuficiência renal etc.

Portanto, se um alimento contiver uma quantidade de açúcar, sódio, colesterol ou proteína abaixo do limite estabelecido pela legislação, ele pode ser classificado comercialmente como diet. Basta que um desses componentes esteja abaixo do limite. Sendo assim, um alimento que não contém sacarose, mas que apresenta uma grande quantidade de gordura é considerado diet, mesmo tendo uma quantidade de calorias semelhante ao similar não diet (em função da quantidade de gordura). Novamente fica a recomendação para uma análise atenta às informações contidas nos rótulos: se na embalagem do produto estiver escrito a palavra "diet", não significa que ele é livre apenas de açúcar.

ALIMENTOS LIGHT

Um produto é considerado light, ou reduzido, se contiver uma redução de, no mínimo, 25% do valor calórico ou de açúcar, sal, gordura, carboidrato ou colesterol. O produto deve ter o teor reduzido das calorias e nutrientes específicos quando comparado com a porcentagem de nutrientes do seu similar tradicional.

Segundo a Anvisa, a diferença entre o produto light e o tradicional deve ser expressa quantitativamente no rótulo em porcentagem, fração ou quantidade absoluta, e deve obrigatoriamente ser declarada junto à Informação Nutricional Complementar (INC), com o mesmo tipo de letra e pelo menos 50% do tamanho da INC, de cor contrastante ao fundo do rótulo e que garanta a visibilidade e a legibilidade da informação.

Atenção aos rótulos: deve apresentar o termo "light" seguido da informação de quanto foi reduzido e sobre a qual nutriente a informação se refere. Por exemplo: Light – 30% menos açúcares; Reduzido em sódio – 28% menos sódio.

GORDURAS

Há vários tipos de gordura e é importante conhecer todos eles para distinguir as que fazem mal das que podem ser benéficas para o organismo.

Gorduras saturadas, ou ácidos graxos saturados, é um tipo de gordura presente em grandes quantidades em alimentos de origem animal, como a gordura das carnes vermelhas de suínos e bovinos; em produtos lácteos e em gorduras vegetais como óleo de coco, cacau e óleo de palma.

Você deve ficar atento à quantidade desse tipo de gordura nos rótulos de alimentos, pois elas são responsáveis por aumentar o colesterol e os riscos de doenças cardiovasculares. Seu consumo deve ser moderado.

Gorduras insaturadas ou ácidos graxos insaturados podem ser monoinsaturados ou poli-insaturados. São gorduras que auxiliam na prevenção dos níveis de colesterol elevando o bom (HDL) e diminuindo o ruim (LDL), diminuem também as taxas de triglicérides e o risco de doenças cardiovasculares (hipertensão arterial, infarto, derrame cerebral). Alguns exemplos de alimentos que contêm esse tipo de gordura:

Monoinsaturados
» Castanhas, nozes e amendoim.
» Azeite de oliva, óleos de canola e de girassol (ômega-9).

Poli-insaturados
» Ômega-3 (ácido linolênico): linhaça, atum, salmão, arenque, manjuba e sardinha, entre outros.

» Ômega-6 (ácido linoleico): óleos vegetais como o de soja, algodão, girassol e linhaça.

Gorduras trans, ou ácidos graxos trans, é um tipo de gordura vegetal que passa por um processo de hidrogenação natural ou industrial. Ela dá aos alimentos mais sabor, maior crocância e estabilidade, o que prolonga sua vida útil. Alguns exemplos de alimentos em que esse tipo de gordura é encontrada são chocolates, doces, pães, cremes vegetais, biscoitos, sorvetes, *snacks* (salgadinhos prontos), alimentos fritos e sanduíches.

No organismo, seu consumo pode levar ao:

» Aumento dos problemas cardiovasculares com:

- aumento dos níveis de colesterol total;
- aumento do LDL (colesterol ruim);
- diminuição do HDL (colesterol bom).

» Aumento das doenças arteriais coronarianas, como o acúmulo de placas de gorduras nas paredes das artérias (aterosclerose).
» Aumento da resistência à ação da insulina no organismo, levando à *diabetes melittus*.

Ao ler o rótulo, analise as várias nomenclaturas como a gordura trans se apresenta. Dentre várias opções, seguem algumas: gordura hidrogenada, gordura vegetal hidrogenada, gordura parcialmente hidrogenada, óleo vegetal hidrogenado, gordura de soja parcialmente hidrogenada.

SÓDIO

É um mineral presente no sal de cozinha e nos alimentos industrializados, como os salgadinhos, molhos, alimentos enlatados e embutidos. Devem ser consumidos com moderação, pois seu excesso pode levar ao aumento da pressão arterial.

Vale ressaltar que o consumo do sódio tem a sua importância para permitir o equilíbrio da água corporal, auxiliar na regulação rítmica do coração, promover as contrações musculares e contribuir para que ocorram os impulsos nervosos.

Então, é importante lembrar que o sódio deve estar em constante equilíbrio com a água. Quando exageramos no sal, nosso organismo pede água, para que não ocorra o desequilíbrio e a desidratação. Não se esqueça: esse desequilíbrio leva ao aumento da pressão arterial, que é extremamente prejudicial à saúde.

A redução do sal em nossa dieta tem sido amplamente divulgada e recomendada para a quantidade de, no máximo, 5 gramas por dia, o equivalente a 1 colher (chá) e a 2,5 gramas de sódio.

Aditivos alimentares

Muitas pessoas relatam grande preocupação com o consumo de alimentos que apresentam em sua elaboração ou armazenamento o acréscimo de aditivos alimentares. Os aditivos são substâncias utilizadas na maioria dos alimentos processados para aumentar sua vida útil, preservando-os e não permitindo que estraguem com facilidade. Apresentam, também, outras utilidades, como ajudar nos processos de embalagem, estocagem, preparo e consumo; complementar nutricionalmente um alimento; colaborar na diversificação de dietas; e aumentar a atratividade do produto.

Cabe ao Ministério da Saúde o processo de decisão e aprovação sobre os aditivos que serão acrescentados aos alimentos, de modo a garantir a segurança para a saúde do consumidor. Segundo a portaria nº 540 do Ministério da Saúde, médicos e estudiosos no assunto descrevem que, para a maioria das pessoas, os aditivos são seguros e não causam nenhum mal; entretanto, existem pessoas alérgicas, que devem, com a ajuda de bons profissionais, descobrir quais são de fato os causadores das reações alérgicas que apresentam.

Diante da preocupação existente com esses aditivos, compartilho a função de alguns deles:

Aromatizantes: são as substâncias que conferem e intensificam o aroma dos alimentos. Segundo a legislação brasileira, existem quatro tipos de aromatizantes e o tipo deve estar especificado no rótulo por extenso. Eles conferem aos alimentos, por meio de vários componentes, um sabor sutil e um aroma característico.

Conservantes: aumentam a vida útil dos alimentos, promovendo maior durabilidade, inclusive na prateleira. Além disso, ajudam a proteger os alimentos da ação e contaminação por micro-organismos prejudiciais à saúde. São incorporados diretamente ao alimento ou durante seu processamento.

Corantes: há vários que são permitidos pela legislação. Alguns exemplos são: caramelo produzido pela queima do açúcar ou sua transformação química; betacaroteno extraído da cenoura, precursor da vitamina A; urucum, corante do colorau. Entre os corantes artificiais, destaca-se a tartrazina, que apresenta a coloração amarela, presente em alimentos com sabor limão. Como já foi citado anteriormente neste livro, a tartrazina pode causar a algumas pessoas sérias reações alérgicas. Aos alimentos destinados às crianças, as indústrias alimentícias não adicionam corantes.

Adoçantes

São substâncias que conferem o sabor doce aos alimentos, mesmo que utilizadas em pequenas quantidades. Os adoçantes podem ser utilizados em substituição total ou parcial do açúcar. Os alimentos com baixa caloria normalmente têm em sua composição a substituição do açúcar pelo adoçante.

Podem auxiliar no controle do peso, na prevenção de cáries, no controle do diabetes e de outras doenças crônicas, mas seu uso deve ser conciliado à mudança de hábitos alimentares e ao controle alimentar.

Na página a seguir, listei os adoçantes permitidos no Brasil para a comercialização e a ingestão diária aceitável (IDA), assim como algumas observações sobre cada um deles.

Ainda não há estudos mais consistentes sobre a possível influência do uso de adoçantes na saúde dos humanos. Então, para quem eles são indicados? Muitas pessoas foram e são beneficiadas com os adoçantes, como os diabéticos e aqueles que precisam perder peso. Essas pessoas conseguem reduzir a quantidade de energia consumida diariamente com tal troca. Porém, muitos ainda encontram dificuldade em fazer a substituição, seja total ou combinada (açúcar + adoçante),

Adoçante	IDA (mg/kg)	Observações
Sacarina	5	Pode alterar a composição da flora intestinal, aumentando a quantidade de algumas bactérias
Ciclamato	1	Não é considerado um causador de câncer
Aspartame	40	Por conter fenilalanina em sua composição, deve ser evitado pelos portadores da fenilcetonúria, doença rara, diagnosticada na infância pelo teste do pezinho
Acessulfame K	15	Não exerce influência sobre a resposta glicêmica
Sucralose	15	Não exerce influência sobre a resposta glicêmica
Glicosídeos de esteviol	4	–
Neotame	2	–
Taumatina*	–	–

* O adoçante taumatina não apresenta limite de ingestão diária estabelecido.

Fonte: JEFCA/FAO

e acabam consumindo alimentos ricos em gordura, fazendo uma compensação energética.

Não há evidências científicas de que os adoçantes engordam; mas, diante de possíveis desequilíbrios que podem provocar na flora intestinal, podem alterar as funções das bactérias intestinais e fazer aumentar os níveis de açúcar no sangue, levando a uma propensão ao diabetes e à obesidade. Mas ainda não há estudos que comprovem cientificamente que o seu uso deve ser abolido. É preciso dizer também que todos os adoçantes passam por uma avaliação toxicológica antes de serem aprovados e que, para causar câncer, a quantidade diária de consumo precisa ser muito elevada.

Suplementação alimentar

Suplementos alimentares são substâncias consumidas por via oral adicionadas à dieta com o objetivo de complementar determinadas deficiências nutricionais. Normalmente a adição é de vitaminas, minerais, aminoácidos, ácidos graxos e proteínas, elementos metabólicos comercializados com a proposta de garantir a melhora do desempenho físico. São produtos que contribuem para a manutenção da saúde, de curto a longo prazo, que devem estar devidamente registrados pelos órgãos competentes, a fim de garantir uma fonte segura de complementação da alimentação.

Também são utilizados para controle do peso e para incrementar a nutrição de esportistas. No último caso, os suplementos mais comuns têm a função de auxiliar na hidratação; complementar a ingestão de energia ou de proteínas; fazer a substituição parcial de algumas refeições; complementar os estoques endógenos de creatina; e aumentar a resistência aeróbica em exercícios de longa duração.

Muitas pessoas consideram esse tipo de substância como parte de dietas milagrosas que promovem resultados mágicos. Por conta própria, os atletas, com o desejo de melhorar seu desempenho esportivo e evitar os efeitos do excesso da atividade, passam a utilizar os suplementos indiscriminadamente, sem uma avaliação nutricional e física para avaliar a real necessidade de uso. Um ponto importante que deve ser destacado em todas as situações é que uma alimentação adequada consegue fornecer todos os nutrientes necessários para uma vida saudável. A suplementação da dieta é recomendada em algumas situações específicas indicadas pelos profissionais da saúde, como atletas de alto rendimento e idosos, entre outras.

Os alimentos funcionais

O termo "alimento funcional" é atribuído ao alimento que possui efeitos relevantes à saúde, de modo que possa prevenir os riscos de doenças.

Segundo a Anvisa, alegação de propriedade funcional "é aquela relativa ao papel metabólico ou fisiológico que o nutriente ou não nutriente tem no crescimento, desenvolvimento, manutenção e outras funções normais do organismo humano".

E alegação de propriedade de saúde "é aquela que afirma, sugere ou implica a existência de relação entre o alimento ou ingrediente com doença ou condição relacionada à saúde".

FARINHA DA CASCA DO MARACUJÁ
- É rica em pectina, capaz de reter água formando um gel viscoso que retarda o esvaziamento gástrico e o trânsito intestinal.
- Contém alto teor de fibra alimentar, o que dá a ela a propriedade de aumentar o volume e a maciez das fezes, controlar a constipação intestinal, controlar a glicemia pelo retardo da absorção da glicose e prevenir a redução do colesterol.

- Utilizada no enriquecimento de pães, bolos, biscoitos, barras de cereais e massas frescas.

SEMENTE DE LINHAÇA
- A semente de linhaça pode ser marrom ou dourada. Ambas são sementes oleaginosas de importante valor nutricional.
- Os derivados da semente da linhaça são os óleos, farelos e gomas.
- O grão pode ser consumido *in natura*, moído ou inteiro. Pode ser acrescentado em saladas, frutas, carnes, leite e derivados, além das preparações como bolos, tortas, pães, feijões, biscoitos, barrinhas de cereais.
- É considerada um alimento funcional, destacando em sua composição gorduras insaturadas como o ácido ômega-3, fibras e lignanas.
- Apresenta também vitaminas A, B, D e E e minerais: potássio, fósforo, magnésio, cálcio e enxofre.
- O consumo de linhaça pode prevenir doenças renais e cardiovasculares, câncer de mama, de próstata e do cólon, diabetes, perda óssea e lúpus.

FARINHA DE BERINJELA
- Seu uso está associado à diminuição dos níveis de colesterol. Estudos sugerem uma inibição da absorção intestinal do colesterol.
- Possui alto teor de fibras.
- Utilizada em pães, massas, tortas, bolos.
- Auxilia no funcionamento intestinal, na diminuição do colesterol e da obesidade.

GOJI BERRY

- A goji berry se enquadra no grupo das frutas vermelhas por conter, em sua composição, flavonoides, que são pigmentos encontrados em frutas e vegetais.
- É considerada um alimento com alto poder antioxidante e funcional.
- Sugere-se o consumo de 1 a 2 colheres de sopa diárias para o efeito benéfico.
- Apresenta em sua composição: vitaminas A, B1, B2, B6, C e E, carotenoides, zinco, ferro, cobre, cálcio, selênio e fósforo, aminoácidos essenciais e polissacarídeos.
- Seu consumo está relacionado à prevenção e ao controle de diabetes, câncer, obesidade, envelhecimento, e fortalecimento do sistema imunológico.
- Pode ser consumida crua ou misturada a saladas, outras frutas, sucos, iogurte, leite, bolos, pães, biscoitos.

BIOMASSA DE BANANA VERDE

- Considerada um alimento funcional do tipo prebiótico. Os prebióticos são componentes alimentares não digeríveis benéficos à saúde, por estimularem seletivamente a proliferação ou atividade de populações de bactérias desejáveis no cólon. Além disso, podem inibir a multiplicação de patógenos. Sua ação é mais frequente no intestino grosso, embora eles possam ter também algum impacto sobre os microrganismos do intestino delgado.
- Possui fibras solúveis, insolúveis e amido resistente (que tem propriedades semelhantes à das fibras).

- Previne doenças degenerativas relacionadas ao metabolismo intestinal.
- Apresenta, além das fibras, as vitaminas B1 e B6, provitamina A e vitamina C.
- Pode ser acrescentada a massas, pães, bolos, patês, vitaminados, sucos.
- Seu preparo é fácil e rápido.

Alimentação nos tempos modernos

Vivemos em tempos em que o ser humano tornou-se escravo do relógio, voando atrás do tempo que não deseja perder. Enquanto isso, o tempo continua rindo sarcasticamente: "Corram ou os devoro".

Nessa eterna luta contra o tempo, a alimentação fica em último plano, pois, muitas vezes, a justificativa para se alimentar com lanches, salgados e refrigerantes é a falta de tempo.

Quantas vezes paramos para pensar nas consequências da má alimentação? Os refrigerantes, balas, biscoitos, entre outros beliscos, são considerados alimentos de calorias vazias, ou seja, fornecem apenas calorias, mas não trazem benefícios para a saúde.

Comer rapidamente não permite que a mastigação seja feita corretamente. Durante o processo de mastigação, os alimentos entram em contato com a saliva, após serem triturados pelos dentes, permitindo que a digestão de alguns nutrientes seja iniciada na boca.

Quando a mastigação é incorreta, pedaços maiores de alimentos seguem para o estômago, dificultando a ação das enzimas e sucos gástricos, que terão seu trabalho aumentado, pois deverão transformar os alimentos ingeridos em um líquido cremoso denominado quimo. Esse líquido seguirá rumo ao intestino delgado, onde ocorrerá a absorção de nutrientes.

O ar é um fator que interfere, significativamente, na digestão quando se come rápido, pois, ao ser engolido, provoca acúmulo de gases tanto no estômago quanto no intestino. A má alimentação pode gerar o aparecimento de indisposição, insônia, pele seca, queda de cabelo, gripe, deficiências nutricionais, entre outras.

O tempo deve ser organizado de modo que a pessoa possa fazer uma alimentação equilibrada em qualidade e quantidade. Para as refeições rápidas, algumas sugestões são válidas:

- Prefira lanches naturais, compostos de alimentos pouco gordurosos, com pouca ou nenhuma maionese (caso utilize, prefira a light).
- Se optar por salgados, prefira os assados, sem adição de queijos gordurosos.
- Para beber, escolha vitaminas de frutas, sucos de frutas ou iogurte.
- Coma frutas, saladas com verduras e ou legumes crus e cozidos, que podem ser acompanhados de queijo fresco ou ricota, ou um filé magro e médio.
- Uma boa opção são as barrinhas de cereais.

A escolha das sugestões para as refeições rápidas deve ser feita levando-se em consideração qual refeição será substituída. Por exemplo: caso queira substituir o lanche da tarde, pode-se optar por frutas ou suco de frutas ou barrinhas de cereais. Alie-se ao tempo e organize-se, pois a pressa é um dos grandes males do mundo moderno.

RECOMENDAÇÕES NUTRICIONAIS

Procure fracionar as refeições, comendo de quatro a seis vezes ao dia, de modo que a ingestão dos alimentos seja feita em maior número e em menor quantidade. Procure sentar-se à mesa ao fazer as refeições, evitando fazê-las diante da televisão, pois, com isso, passa-se a se alimentar mais sem perceber.

Faça de sua refeição um momento de prazer, comendo devagar e mastigando bem os alimentos, pois a digestão se inicia na boca. Beba bastante líquido entre as refeições, de preferência água, de seis a oito copos por dia, para hidratar o organismo, e facilitar o transporte de nutrientes. Água é essencial para a manutenção da vida. Evite beber líquidos durante as refeições.

Consuma moderadamente chá preto, chá mate, café, chocolate e refrigerantes, pois possuem em sua composição a cafeína, uma substância que estimula o sistema nervoso, provocando insônia, tremores, ansiedade e palpitações.

Procure evitar o consumo de alimentos gordurosos, pois eles contêm o maior número de calorias por grama de alimento (1 grama de carboidrato = 4 calorias; 1 grama de proteína = 4 calorias; 1 grama de gordura = 9 calorias).

Evite o consumo de doces e refrigerantes, pois possuem alta quantidade de açúcar, que engorda e provoca cáries. Além disso, trazem pouco ou nenhum valor nutritivo, só calorias. Dê preferência aos refrigerantes diet ou light. O importante no consumo desses alimentos é observar o número de calorias que cada um contém, evitando o excesso, pois o alimento de baixa caloria, quando consumido exageradamente, também pode engordar. Evite o açúcar, procurando sentir o real sabor dos alimentos. Se preferir, use adoçante.

Evite frituras. Prefira preparações assadas, cozidas e grelhadas. Procure variar os alimentos, evitando a monotonia alimentar. Leia sempre os rótulos dos produtos dietéticos para conhecer os ingredientes, e procure na embalagem a indicação de uso. Por exemplo: o chocolate diet é mais calórico do que o equivalente convencional.

Dê preferência aos alimentos que contêm mais fibras, pois eles apresentam benefícios, ajudando a prevenir a prisão de ventre, a reduzir o risco de câncer de cólon, a reduzir os níveis elevados de colesterol no sangue e a controlar o peso. A maioria das fibras provém das frutas, vegetais e grãos.

As bebidas alcoólicas devem ser evitadas por seu alto teor calórico e poucos nutrientes, sendo consideradas alimentos de calorias vazias.

Inicie as refeições principais (almoço e jantar) pela salada, que promove maior saciedade, pois, assim, o consumo dos outros alimentos será em menor quantidade.

No início de uma reeducação alimentar, é comum alguns sintomas aparecerem, como tontura, irritação, nervosismo, boca amarga, por causa das alterações do quadro metabólico (cetose) e da mudança do hábito alimentar.

Ao atingir um peso saudável desejável, é importante e essencial que o hábito alimentar também se mantenha adequado, de modo que o peso seja sempre constante, evitando, assim, o efeito sanfona. Procure ressaltar o sabor dos alimentos com ervas aromáticas, deixando, dessa forma, o prato mais atrativo.

Dez dicas para uma alimentação saudável

1. Coma devagar, mastigando bem os alimentos.
2. Fracione as refeições.
3. Evite a ingestão de líquidos durante as refeições.
4. Beba bastante líquido, de 6 a 8 copos por dia, entre as refeições.
5. Ingira alimentos com muitas fibras para evitar doenças e reduzir a sensação de fome.
6. Evite frituras e alimentos gordurosos.
7. Prefira a ingestão de carnes brancas e magras.
8. Varie sempre os alimentos para evitar a monotonia alimentar e, com isso, ingerir todos os nutrientes necessários diariamente.
9. Pratique atividades físicas.
10. Coma com prazer!

Por que fazer dieta?

Segundo estudos, a obesidade atinge tanto países desenvolvidos quanto países em desenvolvimento. Atualmente representa um dos mais graves problemas de saúde, comprometendo a fisiopatologia de todos os sistemas do organismo e levando a complicações e doenças crônicas, como o diabetes, doenças cardiovasculares, hipertensão arterial, problemas respiratórios e diversos tipos de câncer, responsáveis pelo alto índice de mortalidade e morbidade.

Segundo dados do Instituto Brasileiro de Geografia e Estatística (IBGE), de 2010, 50% dos brasileiros adultos apresentam excesso de peso e 15% estão obesos. Nos Estados Unidos, mantidas as atuais condições, estima-se que, em 2025, toda a população estará obesa.

O número de crianças e adultos obesos é sempre crescente. Estudos demonstram que a obesidade é mais prevalente entre as mulheres do que entre os homens. Atinge também em maior grau as classes sociais mais baixas.

De acordo com dados da OMS (2015), a quantidade de pessoas com obesidade no mundo duplicou desde 1980; em 2014, adultos acima de 18 anos com sobrepeso chegaram a mais de 1,9 bilhão e, destes, mais de 600 milhões eram obesos; em 2013, cerca de 42 milhões de crianças menores de 5 anos apresentavam certo grau de sobrepeso ou obesidade.

Por que fazer dieta?

Em 2006, as pessoas acima do peso representavam 42,6% e o percentual de obesos era de 11,8%. Já em 2013, estudos apontaram que 50,8% dos brasileiros estavam acima do peso e que, destes, 17,5% eram obesos.

Uma pesquisa realizada pelo Ministério da Saúde em 27 capitais, no ano de 2014, no Brasil, intitulada Vigilância de Fatores de Risco e Proteção para Doenças Crônicas por Inquérito Telefônico (VIGITEL), entrevistou cerca de 41 mil pessoas com mais de 18 anos, indicando que essa frequência de obesos era de 17,9% da população. Observou-se que essa frequência tendia também a diminuir com o aumento do nível de escolaridade.

Com relação às crianças, os dados demonstram que 7,3% das crianças menores de 5 anos estão com sobrepeso e, entre 5 e 9 anos, a prevalência é de 33,4%. Entre os adolescentes, a prevalência de sobrepeso é de 20,5% e a de obesidade é de 4,9%.

A obesidade já é considerada um problema de saúde pública, uma doença epidemiológica.

Uma das principais causas de morte no Brasil são as doenças cardiovasculares derivadas da obesidade, do diabetes, da hipertensão e do tabagismo.

A ocorrência da obesidade é mais alta entre as mulheres, embora os homens apresentem taxas mais altas de sobrepeso, considerando o Índice de Massa Corpórea (IMC), segundo as tabelas da OMS.

Segundo a Associação Brasileira de Estudos da Obesidade e Síndrome Metabólica (Abeso), a obesidade associada à maior morbidade secundária está relacionada ao aumento da resistência à insulina, diabetes, hipertensão e dislipidemias. Essas condições representam cerca de 8% do total de gastos em saúde pública no Brasil. Além disso, o número de pessoas

Por que fazer dieta?

afastadas do trabalho, aposentadas precocemente e que faltam ao trabalho leva ao aumento indireto desses gastos.

A obesidade causa inúmeros desconfortos, tanto físicos quanto psíquicos. O processo de socialização do obeso pode acontecer naturalmente, quando ele se aceita como é, e até se diverte com isso, achando-se diferente do seu grupo e reagindo bem a isso. Porém, quando o obeso acredita que, para os padrões atuais de beleza, ele não se adapta, sente constrangimento e, muitas vezes, torna-se depressivo e excluído, buscando o caminho do isolamento.

E aí surgem as questões: Por que fazer dieta? Por que cuidar da alimentação?

Ter consciência da resposta a essas questões é vital para qualquer pessoa: para prevenir e corrigir a alimentação de maneira saudável, variada e flexível, visto que a obesidade é um dos principais fatores de doenças mortais, sobretudo cardiovasculares, como infarto, acidente vascular cerebral, diabetes, hipertensão e colesterol elevado. Além disso, a obesidade pode causar também problemas psicológicos, ortopédicos e orgânicos (como pedra nos rins e na vesícula) e até mesmo alguns tipos de câncer associados a ela, como o de cólon.

Tipos de obesidade

1) Em relação à distribuição do tecido orduroso, os obesos classificam-se em:

- Androide (forma de maçã): acumulam maior quantidade de gordura no tronco e possuem braços e pernas mais finos. Estão mais sujeitos ao infarto e à arteriosclerose.

Por que fazer dieta?

- Ginecoide (forma de pera): caracteriza indivíduos com quadris largos, forma mais comum em mulheres e na população masculina negra.

2) Em relação às células gordurosas, o ganho de peso pode ser resultado do aumento do tamanho das células, aumento do número de células ou da combinação dos dois processos:

- **Obesidade hipertrófica:** aumento do tamanho das células. Esse processo pode ocorrer em qualquer época da vida, desde que haja espaço nas células gordurosas (adipócitos).
- **Obesidade hiperplásica:** aumento do número de células. Esse aumento pode ocorrer nas fases de desenvolvimento, nas quais o Conselho Latino Americano de Obesidade identifica três períodos críticos: o primeiro período ocorre durante a gestação e o primeiro ano de vida; o segundo, entre os 5 e 7 anos de idade, o chamado período de rebote; e o terceiro, na adolescência.

3) Em relação ao excesso de peso, a classificação está relacionada à estimativa do percentual de peso acima do considerado ideal. É importante frisar que o risco de mortalidade vai aumentando à medida que o indivíduo se enquadra no excesso de peso. É estimado pelo cálculo do IMC e pode ser:

- Discreto (menos de 10 % acima do peso corporal ideal).
- Moderado (de 11% a 25 % acima do peso corporal ideal).
- Intenso (de 26% a 50% acima do peso corporal ideal).
- Extremo (acima de 50% acima do peso corporal ideal).

Por que fazer dieta?

4) Em relação à causa, a obesidade, a partir de dados atualmente disponíveis, é multifatorial. Dentre as causas estão desequilíbrio energético, alterações metabólicas, genética, problemas emocionais e estilo de vida.

DESEQUILÍBRIO ENERGÉTICO

A queima calórica deficiente é um dos fatores que levam um indivíduo a se tornar obeso. Por queima calórica entende-se o gasto energético que um indivíduo apresenta durante um período de 24 horas, e, nesse gasto, inclui-se o gasto calórico da própria alimentação, o gasto calórico em repouso e o gasto em atividade física.

O gasto de energia é tão importante quanto a ingestão alimentar. Nos últimos anos, a vida nas regiões em desenvolvimento sofreu grandes alterações. As horas de trabalho foram reduzidas, tanto em casa quanto no trabalho o serviço está mais automatizado, o transporte está mais acessível, e mesmo as atividades de lazer são mais sedentárias, graças aos controles remotos, escadas rolantes, elevadores, telefones celulares etc.

Atualmente, parte da população trabalha excessivamente e com atividades leves. Todos esses fatores reduziram de maneira acentuada as necessidades energéticas do organismo, porém os hábitos alimentares não acompanharam essa necessidade diminuída; ao contrário, em qualquer classe social, hoje, come-se mais, já que o poder aquisitivo da população para a compra de gêneros alimentícios é maior. Mesmo as pessoas que não possuem uma condição socioeconômica a contento acabam consumindo alimentos mais baratos e em grande quantidade, o que promove o desequilíbrio nutricional.

GENÉTICA

As chances de um filho de pais obesos desenvolver a mesma doença são alarmantes. Basta ou o pai ou a mãe ser obeso para que o filho tenha 40% de chances de herdar o risco. Se os dois forem obesos, a cifra sobe para 80%.

PROBLEMAS EMOCIONAIS

O obeso é alvo de grande discriminação. A baixa autoestima pode levar a um círculo vicioso, causando depressão, superalimentação para o consolo, vergonha e falta de ânimo para a prática de atividades físicas, aumento de peso, rejeição social e adicional baixa autoestima.

ESTILO DE VIDA ATUAL

A maior mecanização do trabalho e a introdução da robótica e da informática no controle dos sistemas têm produzido a necessidade de o homem moderno se expor menos a esforços físicos mais significativos na realização de suas tarefas profissionais. A prática de assistir à televisão por várias horas ao dia associada aos inúmeros dispositivos que facilitam a execução dos afazeres domésticos tem limitado ao extremo a realização de movimentos em casa.

A necessidade de locomoção atualmente é atendida por eficiente sistema de transporte no qual o gasto energético é minimizado para a maioria das pessoas. A difusão das atividades de lazer que envolvem prioritariamente diversões eletrônicas e as intensas campanhas publicitárias de estímulo à ocupação do tempo livre com atividades sedentárias são fortes contribuintes para o abandono de práticas lúdicas que exijam esforços físicos mais intensos.

Dificuldades para emagrecer

Sabe-se que são muitos os fatores que dificultam o emagrecimento, entre eles estão todas as possíveis causas descritas anteriormente, além da alta ingestão alimentar e do baixo gasto de energia decorrente da inatividade física.

Quando se referem ao aumento de peso, as pessoas sempre associam-no a fatores psicológicos (ansiedade, nervosismo e preocupação), problemas familiares, traumas, depressão, sedentarismo, menopausa e outros. As dificuldades encontradas para emagrecer têm levado as pessoas a procurar receitas milagrosas, porém, geralmente sem êxito. Com isso, o aumento de peso vai, progressivamente, tornando-se excessivo, podendo chegar acima de 40 quilos do peso ideal teórico, o que é considerado obesidade mórbida.

Dietas restritivas e milagrosas

O que é mito e o que realmente funciona? Quais são as evidências científicas?

Não existe receita milagrosa: o tratamento do sobrepeso e da obesidade é complexo e multidisciplinar.

Toda dieta restritiva não é sustentável, é rígida e dificulta ainda mais a mudança comportamental necessária para uma educação alimentar e nutricional sustentada e permanente.

As evidências científicas têm apontado que não há dietas milagrosas. Mas que a efetividade de cuidados nutricionais associados a uma equipe interdisciplinar é essencial e efetiva para a manutenção de um peso saudável, com ótimas condições de saúde.

PRÓS E CONTRAS DAS DIETAS RESTRITIVAS

Prós:
- São dietas indicadas em casos específicos e em pré--operatórios, sempre com a avaliação e o acompanhamento de um profissional.
- Cada caso deve ser avaliado individualmente, respeitando o histórico e as condições de saúde.

Contras:
- Dietas que apresentam um valor energético menor do que 1.200 Kcal/dia não atendem à necessidade mínima do organismo para seu adequado funcionamento, pois não atingem as recomendações de vitaminas e minerais.
- Causam grande perda de água e eletrólitos, dando a impressão de que houve maior perda de gordura.
- A redução no consumo de carboidratos leva à diminuição do volume de água corporal, provocando uma perda de peso que é recuperada tão logo retorne o consumo desse nutriente.
- O excesso de proteínas nas dietas restritivas pode ocasionar sobrecarga nos rins e fígado, além de desidratar o organismo e desequilibrar os eletrólitos.
- Elevam as taxas de colesterol.
- Diminuem frequência e débito cardíaco.
- Diminuem a pressão arterial sistêmica.
- Podem acarretar riscos à saúde.

DIETAS MILAGROSAS DA MODA

As dietas milagrosas da moda trazem consequências que podem prejudicar as funções fisiológicas do organismo. Levam a um grande desequilíbrio nutricional, acarretando prejuízos à saúde. **Essas dietas não funcionam.**

Marketing **das dietas da moda**
- Divulgam estratégias convincentes de perda peso, utilizando fotos de modelos magros.
- Promovem incentivo à insatisfação corporal e ao desejo de um corpo magro.
- Promovem comportamento alimentar restritivo.
- Publicam matérias que fazem apologia ao emagrecimento, em vez de incentivar a busca por um modo de vida mais saudável.
- O resultado é a conquista do corpo da moda, no lugar de uma conscientização maior pela procura de um corpo saudável e permanente.

Dietas com baixo valor calórico (dieta da sopa, da Lua, dos sucos, da noiva, do melão, das fibras, entre outras)
- Normalmente são desequilibradas nutricionalmente.
- Não levam em consideração as necessidades energéticas da pessoa.
- Prejudicam as funções fisiológicas do organismo.
- Prometem rápida perda de peso.
- Podem levar a transtornos alimentares.
- Promovem perda de massa magra, além da gordura.
- Levam a grande perda de água corporal.
- Causam efeito sanfona.
- Podem levar à desnutrição.

- Levam a sintomas como dor de cabeça, fraqueza, tontura, mudanças de humor, queda de cabelo, unhas quebradiças, anemia e, em alguns casos, até desmaio.

Dietas ricas em proteínas e gorduras e pobre em carboidratos
- Restrição praticamente total de carboidratos, elementos essenciais para o bom funcionamento do organismo.
- Mobilização de gordura como fonte de energia.
- Liberação de carnes, ovos, leite e derivados, aves e peixes.
- Não levam em consideração as necessidades energéticas da pessoa.
- O peso perdido será recuperado rapidamente, tão logo a pessoa volte a consumir maior quantidade de carboidratos.
- Levam a uma descompensação metabólica.

Existem casos específicos em que determinadas mudanças alimentares, acompanhadas por profissionais, são necessárias para a recuperação das condições de saúde. Mas, para a perda de peso, se faz necessário uma mudança de hábito alimentar acompanhada de atividade física e de profissionais capacitados que possam avaliar e orientar as melhores formas de conquistar saúde e vitalidade.

Dieta implica sofrimento, restrição; tem começo, meio e fim. Quando as pessoas chegam ao fim de uma dieta, pensam: "que bom, estou livre, venci esse desafio". Comportam-se como se estivessem presas dentro de uma gaiola, mas com a chave em suas mãos. Pensam: "agora sim, posso comer o que eu quero ou o que eu não estava comendo". Na mudança de hábito alimentar, é um dia de cada vez.

Dieta saudável

O que é dieta?
Segundo o dicionário, dieta é a adoção de um regime metódico na alimentação; ou um regime alimentar aplicado em casos de doenças, quando ocorre a abstenção de alguns ou todos os alimentos.

Entretanto, baseando-nos na ciência da nutrição, dizemos que é o conjunto de alimentos que o indivíduo consome diariamente, contendo, em sua composição, substâncias nutritivas denominadas nutrientes. Por meio de uma alimentação variada e equilibrada, esses nutrientes são capazes de atender todas as nossas necessidades nutricionais.

Ainda há um discurso social no que se refere à moral dietética, associando o alimento com a culpa, o prazer, a proibição e a punição.

Para as pessoas que ainda buscam referência nos chamados ideais de beleza, é evidente a distorção de sua autoimagem e a dificuldade na percepção do que é fome, saciedade, vontade e sede. Não sabem efetivamente aproveitar a disponibilidade da variedade de alimentos disponíveis e consomem excessivamente alimentos para fins específicos, como diet e light, que são recomendados para pessoas com real necessidade de consumi-los, por exemplo os diabéticos, hipertensos ou celíacos.

Nesse contexto, para se ter resultados de emagrecimento a qualquer custo, as pessoas pensam que é preciso passar fome e privar-se de alimentos apreciados, pois não conseguem ingeri-los moderadamente. Mas será que essas pessoas sabem distinguir o que de fato gostam? Preferem não comer e pensam: "eu vou conseguir o meu tão esperado objetivo!". Deixo uma reflexão: quanto tempo, após alcançar esse objetivo, dura o tão

Por que fazer dieta?

sonhado corpo perfeito? Esse descontrole desenfreado remete as pessoas ainda mais a conceitos errôneos sobre satisfação, privação, voracidade, impulsividade, compulsividade, autonomia, conduta alimentar e relação com o alimento, associando beleza a riqueza, *status* e sucesso. Isso nos leva a perceber um controle social excessivo do que é saudável e não saudável, a crescente moda alimentar, que não respeita os verdadeiros sinais internos e dá abertura para o aumento dos problemas alimentares.

A dieta saudável é aquela que promove transformação contínua, com a compreensão e respeito de todos os fatores que permeiam o ser humano e com acompanhamento de profissionais da saúde preparados que tratam o ato de comer em seus variados significados. Justamente a razão de ser deste livro: a busca da Saúde Pela Alimentação.

Aqui vamos propor cardápios que auxiliarão na mudança de hábitos alimentares e melhoria da saúde; entretanto, não dispensam o acompanhamento e aconselhamento nutricional de um profissional. A proposta é exemplificar uma dieta saudável com modelos de planos alimentares e receitas fáceis e práticas, capazes de somar na busca da mudança dos hábitos e comportamento alimentar.

Neste ponto, é necessário entender conceitos como a Taxa Metabólica Basal (TMB), ou Metabolismo Basal, a Necessidade Energética Total (NET) ou Gasto Energético Total (GET). A TMB representa a energia utilizada para manter as funções involuntárias e vitais para o funcionamento de todos os órgãos, como a contração do coração, a respiração, o funcionamento do cérebro, pulmão e rins, a secreção de hormônios, o funcionamento do sistema nervoso e a regulação do sono; fatores que são influenciados por idade, sexo, hormônios, composição corporal.

Por que fazer dieta?

Segundo Philippi (2013), que promoveu o redesenho da Pirâmide Alimentar para a população brasileira, a recomendação energética diária ou NET média diária adotada pela Anvisa é de 2.000 Kcal.

Para identificar o valor da NET de mulheres e homens, existem vários protocolos com cálculos, e os fatores envolvidos nesse processo são: sexo; idade; dados antropométricos como peso e altura; efeito térmico do alimento (ETA), relacionado com a digestão, a absorção e o metabolismo dos alimentos; TMB; fator atividade; composição corporal de massa magra e massa gorda e nível de hidratação corporal.

O livro propõe cardápios de 1.200 Kcal/dia, valor considerado como uma restrição moderada de energia, próximo do valor gasto em repouso pelas mulheres, com o objetivo de promover uma redução de peso gradativa com melhoria significativa das condições de saúde, ao contrário de dietas hiper-restritivas, que podem causar um reganho fácil de peso pelo desequilíbrio orgânico, além dos prejuízos à saúde. Vale lembrar que essa recomendação de energia não é compatível e nem recomendada aos homens, pois eles apresentam uma quantidade maior de massa magra do que as mulheres, sendo sua taxa metabólica de repouso próxima de 1.800 Kcal/dia. Por isso, também elaborei uma proposta de cardápios de cerca de 1.800 Kcal/dia, a fim de auxiliá-los em um emagrecimento saudável. O gasto energético total diário, tanto para mulheres quanto para homens, pode ser mensurado por meio de cálculos, tabelas e protocolos específicos, com o auxílio de um profissional da área.

De acordo com as diretrizes brasileiras de obesidade propostas pela Abeso, as dietas de baixas calorias, com 1.000 Kcal/dia a 1.200 Kcal/dia, reduzem, em média, 8% do peso

Por que fazer dieta?

corporal, em três a seis meses, com diminuição de gordura abdominal. Estudos de longo prazo mostram perda média de 4% em três a cinco anos.

Os cardápios de 1.800 Kcal/dia também serão importantes para a manutenção e a alteração do valor calórico consumido pelas mulheres ao longo do processo de mudança de hábito alimentar e redução de peso. Recomendo o acompanhamento nutricional por profissionais habilitados, mesmo porque é essencial verificar as particularidades de saúde de cada pessoa e se houve melhoria desses índices no processo.

Ressalto que esses cardápios não devem ser utilizados por pessoas que apresentam problemas de saúde. Entretanto, são ferramentas auxiliares efetivas para uma nutrição adequada juntamente com as preparações culinárias presentes em cada um dos cardápios. Para o cálculo das calorias foram utilizadas referências, tabelas e programas específicos, tabelas de composição química dos alimentos, fator de correção e cocção etc.

Para a manutenção de um peso saudável e uma alimentação equilibrada e variada para os homens ou mesmo para as mulheres que apresentam uma necessidade energética maior do que 1.800 Kcal/dia, é necessário que seja feita uma avaliação nutricional com as orientações necessárias para a preservação das condições de saúde.

Cardápio

*para 14 dias
com cerca de
1.200 calorias*

Dia 1

CAFÉ DA MANHÃ
1 fatia grande de melão
1 xícara de leite desnatado com café
1 sanduíche com 1 pão francês integral e 1 colher (sopa) de queijo cottage com ervas finas a gosto

LANCHE DA MANHÃ
2 fatias finas de abacaxi

ALMOÇO
Salada: 6 folhas de alface e 1 pires (chá) de repolho roxo, 1 palmito cortado em rodelas, 2 colheres (sopa) de cenoura ralada e 1 colher (chá) de azeite para temperar
1 porção de filé de peixe assado com cuscuz de legumes (veja pág. 156)
1 porção de creme belga (veja pág. 125)

LANCHE DA TARDE
1 taça de salada de frutas com ½ maçã pequena picada, 1 fatia pequena de mamão, ½ banana-prata média e suco de 1 laranja

JANTAR
Refogado: 4 colheres (sopa) de cenoura ralada, 4 colheres (sopa) de abobrinha ralada e cozida, 1 colher (chá) rasa de nozes picadas, 1 colher (chá) de azeite e cheiro-verde para temperar
1 porção de filé de frango grelhado ao molho de manga com batata corada (veja pág. 131)

CEIA
1 banana-prata assada com canela

Dia 2

CAFÉ DA MANHÃ
½ mamão papaia pequeno
1 xícara de chá verde ou outra erva de sua preferência
1 tapioca feita com 5 colheres (sopa) de farinha de tapioca e recheada com 1 fatia fina de queijo minas light e 1 fatia média de tomate

LANCHE DA MANHÃ
3 damascos secos
1 castanha-do-pará

ALMOÇO
Salada: 1 prato (sobremesa) de couve-manteiga crua picada, 10 tomates-cerejas, 1 colher (sopa) de lentilha cozida, 2 colheres (sopa) de abóbora cozida e 1 colher (chá) de azeite para temperar
1 porção de lombo ao molho madeira com creme de milho (veja pág. 147)
1 maçã cozida na gelatina light de morango (veja pág. 149)

LANCHE DA TARDE
1 barrinha de cereais light

JANTAR
Salada: 6 folhas grandes de alface, 2 colheres (sopa) de beterraba ralada, 1 colher (chá) rasa de gergelim e 1 colher (chá) de azeite para temperar
2 unidades pequenas de batata-doce cozidas refogadas com ½ colher (chá) de azeite. Acrescentar alho, cebola e cebolinha a gosto
1 porção de filé de frango rolê (veja pág. 133)

CEIA
1 fatia fina de melão

Dia 3

CAFÉ DA MANHÃ
1 copo de suco de couve, abacaxi e limão
1 sanduíche com 2 fatias de pão de soja, 1 colher (sopa) de geleia light e 1 colher (sopa) de requeijão light

LANCHE DA MANHÃ
3 amêndoas
4 ameixas secas

ALMOÇO
Salada: 1 pires (chá) cheio de acelga, 4 buquês grandes de brócolis cozidos no vapor, 4 colheres (sopa) cheias de cenoura crua ralada e 1 colher (chá) rasa de farelo de linhaça
1 porção de lasanha de berinjela (veja pág. 144)
1 porção de rocambole de laranja (veja pág. 172)

LANCHE DA TARDE
1 goiaba pequena
1 fatia pequena de mamão

JANTAR
Salada: 1 pires (chá) de alface picada, 1 pires (chá) de espinafre, 2 colheres (sopa) de grão-de-bico cozido, 1 tomate médio e 1 fatia de manga. Temperar com suco de ½ limão misturado com 1 colher (sopa) de iogurte desnatado e folhas de manjericão a gosto
1 porção de risoto de salmão (veja pág. 169)

CEIA
1 copo de suco de soja light

Dia 4

CAFÉ DA MANHÃ
1 banana-prata média
2 colheres (sopa) de aveia em flocos
1 pote (90 g) de iogurte light de morango
1 castanha do pará

LANCHE DA MANHÃ
1 fatia média de melancia

ALMOÇO
Salada: 1 pires (chá) cheio de chicória, 1 colher (sopa) de pimentão colorido, 2 colheres (sopa) de beterraba, 2 colheres (sopa) de rabanete, 1 colher (sopa) de uvas-passas e 1 colher (sopa) de azeite para temperar
2 porções de coxa e sobrecoxa assadas com macarrão ao sugo (veja pág. 124)

LANCHE DA TARDE
3 unidades de biscoito integral
1 xícara de maçã picada com canela

JANTAR
2 porções de sopa de legumes com carne (veja pág. 184) com 1 colher (sopa) de azeite

CEIA
1 fatia média de queijo minas light

Dia 5

CAFÉ DA MANHÃ
1 copo de suco de abacaxi com gengibre e hortelã
3 fatias de pão sueco com aveia com 1 colher (sopa) de queijo cottage e 1 colher (sopa) de geleia light

LANCHE DA MANHÃ
2 barrinhas de cereais ricas em fibras

ALMOÇO
Salada: ½ prato raso de agrião e 4 buquês grandes de brócolis cozidos no vapor, 2 colheres (sopa) cheias de abóbora cabotiã, 2 amêndoas e 1 colher (chá) de azeite para temperar
1 porção de estrogonofe de carne (veja pág. 126)
4 colheres (sopa) de arroz integral

LANCHE DA TARDE
1 pera grande

JANTAR
Salada: 6 folhas médias de alface, 10 folhas de rúcula, 5 unidades de cogumelos-de-paris, 1 colher (sopa) de cebola
1 colher (chá) de azeite para temperar e
vinagre balsâmico a gosto
1 porção de pizza de atum com ricota (veja pág. 163)

CEIA
1 taça de gelatina colorida light

Dia 6

CAFÉ DA MANHÃ
1 fatia pequena de melancia
3 biscoitos integrais com 1 colher (sopa) de pasta de soja
1 xícara de leite desnatado com 1 colher (sopa) de achocolatado light

LANCHE DA MANHÃ
1 colher (sopa) de amendoim sem pele e sem sal torrado

ALMOÇO
Salada: ½ prato raso de acelga, 3 colheres (sopa) de cenoura ralada, 1 colher (sopa) de grão-de-bico cozido e 1 colher (sopa) de cebola temperados com 2 colheres (sopa) de iogurte desnatado misturado com 1 colher (chá) de suco concentrado de maracujá, salsinha e sal a gosto.
1 porção de salmão ao molho de maracujá com 2 porções dos legumes sauté (veja pág. 174)

LANCHE DA TARDE
1 taça de salada de frutas

JANTAR
2 porções de sopa de fubá com couve e carne (veja pág. 183) com 1 colher (chá) de azeite
2 torradas integrais

CEIA
1 damasco seco
1 castanha-do-pará

Dia 7

CAFÉ DA MANHÃ
1 copo (300 ml) de suco com 2 colheres (sopa) de couve picada, limão, ½ maçã pequena e 1 castanha-do-pará
1 fatia de pão de centeio com
1 fatia média de queijo minas light

LANCHE DA MANHÃ
1 goiaba pequena
1 copo (200 ml) de água de coco

ALMOÇO
Salada: ½ prato raso com folhas de mostarda,
1 fatia média de manga, 5 tomates-cerejas, 2 colheres (sopa) de lentilha cozida e 1 colher (chá) de azeite
2 porções de peixe assado com purê de mandioquinha (veja pág. 157)
1 chocolate do tipo Bis

LANCHE DA TARDE
1 torrada integral light com 1 colher (chá) de geleia light
1 xícara de chá de hibisco

JANTAR
Salada: 6 folhas grandes de alface com 10 champignons, 5 mini cenouras, 1 colher (chá) de tremoço e 1 colher (chá) de azeite, suco de ½ limão e orégano a gosto para temperar.
1 porção de sanduíche salpicão de frango (veja pág. 179)

CEIA
4 colheres (sopa) de gelatina light de morango com
1 colher (sopa) de iogurte de frutas light e chia salpicada por cima

Dia 8

CAFÉ DA MANHÃ
Vitamina: 1 copo (200 ml) de leite desnatado, 5 morangos, ½ fatia média de mamão, 1 colher (chá) de aveia e 1 colher (chá) rasa de farinha de maracujá
1 fatia de pão integral light com 1 colher (chá) de margarina light

LANCHE DA MANHÃ
1 banana-prata média

ALMOÇO
Salada: ½ prato raso de chicória e 5 colheres (sopa) de ratatouille (veja pág. 168)
2 porções de hambúrguer de soja à pizzaiolo (veja pág. 142)
4 colheres (sopa) de arroz integral com repolho (veja pág. 105)

LANCHE DA TARDE
2 amêndoas
1 maçã média

JANTAR
Salada: 1 pepino japonês grande fatiado e 1 colher (sopa) de milho cozido
2 porções de filé de frango ao molho de espinafre (veja pág. 130)
1 pedaço médio de mandioca cozida e 2 colheres (sopa) cheias de cenoura refogada com 1 colher (chá) de azeite
1 fatia fina de abacaxi grelhado com hortelã

CEIA
2 biscoitos de leite
1 xícara de chá de ervas

Dia 9

CAFÉ DA MANHÃ
1 fatia média de mamão
2 colheres (sopa) de cereal matinal rico em fibras
1 copo de iogurte natural desnatado

LANCHE DA MANHÃ
1 barrinha de soja sabor maçã
4 ameixas secas
1 noz

ALMOÇO
Salada: 4 folhas médias de alface, 2 folhas de almeirão picado,
5 tomates-cerejas e 1 fatia fina de manga temperados com
vinagre balsâmico e 1 colher (café) de azeite
2 porções de filé de frango ao molho mostarda
e arroz à grega (veja pág. 132)
1 taça de gelatina de morango com morango picado

LANCHE DA TARDE
1 pera média

JANTAR
Salada: 6 folhas grandes de alface, 2 colheres (sopa) de cenoura
ralada, 1 colher (café) de farelo de castanha. Temperar com
1 colher (sopa) de iogurte desnatado misturado com suco
de ¼ de laranja e cebolinha a gosto
1 porção de pizza de escarola (veja pág. 164)

CEIA
1 maçã média assada com canela

Dia 10

CAFÉ DA MANHÃ
1 taça de salada de frutas
1 sanduíche com 1 pão francês e 1 fatia média de ricota temperada
1 xícara de chá de erva-doce

LANCHE DA MANHÃ
1 laranja-lima média

ALMOÇO
Salada: ½ prato raso de acelga com 3 colheres (sopa) de moranga refogadas com 1 colher (chá) rasa de azeite. Depois de pronto, salpicar lascas de amêndoas
2 porções de penne com iscas de salmão, ervilha e molho branco (veja pág. 160)
1 taça de gelatina de limão com pera

LANCHE DA TARDE
2 pêssegos médios
1 copo de iogurte de frutas light

JANTAR
3 colheres (sopa) de couve-manteiga com 1 colher (sopa) de peito de peru picado refogados com ½ colher (chá) de azeite.
1 porção de lasanha de berinjela (veja pág. 144)

CEIA
3 damascos secos

Dia 11

CAFÉ DA MANHÃ
1 manga pequena
1 xícara de chá verde com hortelã
2 bisnaguinhas integrais com 1 colher (sopa) de requeijão light

LANCHE DA MANHÃ
1 taça de salada de fruta com goji berry

ALMOÇO
Salada: ½ prato raso de folhas de mostarda e alface,
2 colheres (sopa) de berinjela, 2 colheres (sopa) de
pimentão amarelo e 1 colher (chá) de azeite
2 porções de lagarto ao molho branco com champignon
com ervilha e cenoura sauté (veja pág. 143)
½ maçã média cozida na calda (veja pág. 148)

LANCHE DA TARDE
1 banana-passa
2 nozes

JANTAR
2 porções de sopa creme de moranga com hortelã
e frango (veja pág. 182)
2 torradas integrais com 2 fatias de peito de peru

CEIA
4 ameixas secas
2 damascos secos

Dia 12

CAFÉ DA MANHÃ
1 fatia grande de melão
1 xícara de chá de erva-doce
1 sanduíche com 2 fatias de pão de centeio e
1 fatia de queijo prato light

LANCHE DA MANHÃ
1 banana-prata pequena

ALMOÇO
Salada: 6 folhas grandes de alface, 1 colher (sopa)
de abóbora cozida, 1 tomate pequeno e 1 colher (chá)
de azeite para temperar
1 porção de filé mignon ao molho de shitake (veja pág. 136)
½ unidade pequena de batata-doce com 1 colher (sopa)
de ervilhas frescas refogadas com ½ colher (chá) de azeite

LANCHE DA TARDE
2 castanhas de caju
1 fatia fina de ricota com 1 colher (sopa) de geleia light

JANTAR
Salada: 2 colheres (sopa) de cenoura ralada com
2 aspargos em conserva temperados com 1 colher (chá)
de creme de ricota, limão e orégano.
3 colheres (sopa) de couve-manteiga refogada com alho
a gosto e ½ colher (chá) de azeite
2 porções de arroz com brócolis (veja pág. 104)
1 porção de frango assado (sobrecoxa pequena) ao molho
de laranja (veja pág. 137)

CEIA
1 fatia pequena de mamão com 1 colher (sopa) de farelo de aveia

Dia 13

CAFÉ DA MANHÃ

Suco: 1 fatia fina de abacaxi batida com 1 fatia fina de melancia. Completar com água até dar 1 copo
1 sanduíche com 2 fatias de pão de fôrma de aveia, 1 colher (sopa) de queijo cottage e 1 unidade de noz picada

LANCHE DA MANHÃ

½ pote de iogurte de frutas light com 1 colher (sopa) de aveia em flocos finos

ALMOÇO

Salada: 6 folhas médias de alface, 2 colheres (sopa) de beterraba ralada, 2 fatias médias de manga, 1 colher (sopa) de milho cozido e 1 colher (chá) de azeite para temperar
2 porções de charutinho de couve recheado com arroz e carne (veja pág. 119)
½ taça de manjar de coco com geleia de ameixa (veja pág. 151)

LANCHE DA TARDE

1 barrinha de cereais rica em fibras

JANTAR

1 prato raso de vegetais folhosos com 2 colheres (sopa) de tabule light (veja pág. 191)
1 porção de filé mignon ao molho vinagrete com tomate recheado (veja pág. 135)

CEIA

7 unidades de maçã desidratada

Dia 14

CAFÉ DA MANHÃ
1 copo (300 ml) de suco de 1 folha de couve,
polpa de 1 maracujá e 1 pedaço de 1 cm de gengibre
3 torradas integrais com fibras com 1 colher (sopa)
de requeijão light

LANCHE DA MANHÃ
2 biscoitos de aveia
1 copo (200 ml) de água de coco

ALMOÇO
Salada: 1 prato (sobremesa) de folhas de rúcula,
1 kani-kama, 4 tomates-cerejas e cebola a gosto. Temperar
com vinagre balsâmico e ½ colher (chá) de azeite
1 porção de almôndegas recheadas com queijo minas light
(veja pág. 103)
4 colheres (sopa) de arroz
2 colheres (sopa) de feijão
1 taça de gelatina light

LANCHE DA TARDE
3 ameixas vermelhas pequenas

JANTAR
Salada: 1 prato (sobremesa) de repolho ralado,
1 maçã verde pequena picada, 1 tomate pequeno picado
e para temperar 1 colher (sopa) de molho de iogurte natural
desnatado misturado com 1 colher (chá) de suco de limão
e cheiro-verde.
1 sanduíche de frango (veja pág. 178)

CEIA
1 xícara de banana picada

Cardápio

*para 14 dias
com cerca de
1.800 calorias*

Dia 1

CAFÉ DA MANHÃ
1 taça de salada de frutas
2 colheres (sopa) de granola light pronta
1 fatia de pão de centeio torrado com 1 fatia grande de queijo minas frescal

LANCHE DA MANHÃ
1 unidade de leite fermentado

ALMOÇO
Salada: ½ prato (sobremesa) de alface e almeirão e
1 porção de salpicão de legumes (veja pág. 176)
1 porção de fricassê de carne (veja pág. 139)
6 colheres (sopa) de arroz com espinafre (veja pág. 105)
1 porção de musse de maracujá (veja pág. 153)

LANCHE DA TARDE
1 sanduíche com 2 fatias de pão preto integral, 1 colher (sopa) cheia de geleia light e 1 fatia média de queijo de soja
1 xícara de chá mate com limão

JANTAR
1 porção do caldo verde (veja pág. 115)
2½ porções de panqueca de ricota e palmito ao molho branco (veja pág. 155)
2 porções de pera cozida na calda de beterraba (veja pág. 161)

CEIA
1 xícara de chá de goiaba (veja pág. 118)
3 biscoitos de polvilho

Dia 2

CAFÉ DA MANHÃ
8 morangos médios
1 fatia grande de pão de milho com
2 fatias de peito de peru
1 copo (200 ml) de leite desnatado com achocolatado

LANCHE DA MANHÃ
5 pistaches

ALMOÇO
Salada: ½ prato raso de agrião, 4 colheres (sopa) de abobrinha
e pimentões variados picados refogados com
1 colher (chá) de azeite
1 porção de chili com carne e feijão-branco (veja pág. 120)
2 pedaços médios de mandioca cozida
15 g de chocolate meio amargo

LANCHE DA TARDE
1 fatia média de melancia
1 copo (200 ml) de água de coco
3 castanhas-do-pará

JANTAR
2 porções de consomê de tomate (veja pág. 122)
2 porções de estrogonofe de frango com batata ao natural
(veja pág. 127)
5 colheres (sopa) de arroz integral cozido

CEIA
6 unidades de biscoito integral
1 xícara de chá de banana (veja pág. 117)

Dia 3

CAFÉ DA MANHÃ
½ mamão papaia médio
1 xícara de chá verde
1 tapioca feita com 6 colheres (sopa) de farinha de tapioca
com ½ colher (chá) de farinha de linhaça e recheada com
1 nó de mozarela de búfala e 1 fatia média de tomate

LANCHE DA MANHÃ
1 copo (200 ml) de iogurte de frutas light

ALMOÇO
Salada: ½ prato raso de almeirão, 2 colheres (sopa)
de beterraba cozida, 1 colher (sopa) de broto de feijão,
1 colher (sopa) de rabanete ralado e 1 colher (chá) de azeite
para temperar
1 pedaço médio de bolo de frango light (veja pág. 111)
2 porções de purê misto de cenoura com mandioquinha
(veja pág. 166)
1 porção de pudim de leite especial light (veja pág. 165)

LANCHE DA TARDE
1 sanduíche com 1 pão francês, 1 fatia de mozarela,
1 fatia de presunto magro e 1 fatia de tomate
1 copo (300 ml) de suco de melão com hortelã (veja pág. 189)

JANTAR
2 porções de abobrinha recheada com soja (veja pág. 102)
2 batatas médias cozidas recheadas com requeijão light
e nozes
1 taça de frozen iogurte com gelatina (veja pág. 141)

CEIA
1 maçã pequena

Dia 4

CAFÉ DA MANHÃ
1 copo (200 ml) de leite desnatado com
2 colheres (sopa) de abacate
1 sanduíche com 2 fatias de pão integral de linhaça e
2 fatias de peito de peru defumado

LANCHE DA MANHÃ
10 palitos de biscoito integral comprado pronto

ALMOÇO
Salada: ½ prato raso de alface, agrião e 2 aspargos,
2 colheres (sopa) de cenoura ralada, 1 colher (sopa) de
rabanete e 1 colher (sopa) de azeite para temperar
3 porções de frango xadrez (veja pág. 138)
4 colheres (sopa) de arroz
2 porções de suflê de repolho (veja pág. 190)
2 porções de rocambole de chocolate (veja pág. 171)

LANCHE DA TARDE
1 copo (200 ml) de limonada com hortelã
1 tapioca feita com 5 colheres (sopa) de farinha de tapioca
recheada com 1 colher (sopa) de geleia light

JANTAR
4 colheres (sopa) de couve-manteiga refogada
com ½ colher (chá) de azeite
2 porções de lombo ao molho de abacaxi e
ameixa com arroz (veja pág. 146)
1 laranja média

CEIA
2 biscoitos de aveia
1 xícara de chá de goiaba (veja pág. 118)

Dia 5

CAFÉ DA MANHÃ

1 copo (200 ml) de suco de uva integral diluído com água
(100 ml do suco + 100 ml de água)
4 unidades de cookies integrais com castanha-do-pará com
1 colher (sopa) de margarina light
1 pote de iogurte light

LANCHE DA MANHÃ

2 fatias médias de melancia

ALMOÇO

Salada: ½ prato raso de agrião com
1 unidade pequena de tomate, 1 colher (sopa) de cebola e
1 colher (sopa) de uvas-passas temperada com
1 colher (chá) de azeite e suco de limão a gosto
3 porções de macarrão com filé mignon e legumes
(veja pág. 149)
1 alfarroba com banana

LANCHE DA TARDE

1 goiaba pequena
2 biscoitos de aveia

JANTAR

1 porção de sopa creme de agrião com carne (veja pág. 180)
2 porções de sanduíche bauru (com adição de
1 colher (chá) de maionese light) (veja pág. 177)

CEIA

1 banana-passa

Dia 6

CAFÉ DA MANHÃ
1 copo (250 ml) de suco de abacaxi com maçã e gelatina incolor
1 sanduíche com 2 fatias finas de pão de mandioca e
2 fatias finas de ricota amassadas com 1 azeitona preta picada

LANCHE DA MANHÃ
4 damascos secos
1 barrinha de cereais rica em fibras

ALMOÇO
Salada: ½ prato de alface mista e
1 colher (sopa) de cenoura cozida temperada com ½ colher
(chá) de azeite e limão a gosto
2 colheres (sopa) de batata refogada com alho-poró (veja pág. 108)
2 porções de fricassê de frango light (veja pág. 140)
4 colheres (sopa) de arroz integral
1 porção de bananada com pudim de caramelo (veja pág. 106)

LANCHE DA TARDE
1 unidade média de banana-prata com 1 colher (sopa) de aveia
em flocos e 1 colher (sopa) de mel

JANTAR
1 porção de caldo cremoso de alface (veja pág. 114)
3 porções de peixe assado com cuscuz de legumes (veja pág. 156)
3 colheres (sopa) de mandioquinha cozida com abobrinha
picada refogada com ½ colher (chá) de azeite
1 taça pequena de gelatina colorida light

CEIA
3 biscoitos pequenos de cereais e frutas

Dia 7

CAFÉ DA MANHÃ
1 taça de salada de frutas com 1 colher (sopa) de goji berry
e 2 colheres (sopa) de granola light
2 fatias médias de queijo minas light temperado com ervas finas
1 xícara de chá de camomila

LANCHE DA MANHÃ
1 pera média

ALMOÇO
Salada: ½ prato raso com endívias e alface mista,
1 colher (sopa) de beterraba cozida, 2 buquês de couve-flor
e 1 tomate pequeno temperados com 1 colher (sopa) de
iogurte desnatado misturado com 1 colher (chá) de suco
concentrado ou polpa de maracujá e orégano
3 porções de pescada assada ao molho mostarda e
arroz com lentilha (veja pág. 162)
1 barquete com pudim de baunilha e maçã (veja pág. 107)

LANCHE DA TARDE
1 figo seco
2 castanhas-do-pará

JANTAR
3 porções de sopa creme de milho (veja pág. 181)
2 torradas integrais
1 taça de gelatina de morango light com pedaços de maçã

CEIA
2 biscoitos cream cracker integrais com
1 colher (sopa) de requeijão light

Dia 8

CAFÉ DA MANHÃ
Suco com 180 ml de água de coco batida com 1 folha de couve,
suco de 1 laranja-lima e raspas de gengibre
1 sanduíche com 2 fatias de pão de fôrma de milho e
1 colher (sopa) de geleia light de frutas
1 copo (200 ml) de leite desnatado com
1 colher (sopa) de achocolatado light

LANCHE DA MANHÃ
4 pistaches
1 caqui médio

ALMOÇO
Salada: ½ prato raso de alface mista com 1 pepino médio,
5 tomates-cereja, 1 colher (sopa) de milho cozido e 1 colher (chá)
de gergelim torrado temperado com 1 colher (sopa) de azeite
3 porções de estrogonofe de frango com batata ao natural
(veja pág. 127)

LANCHE DA TARDE
10 palitos de biscoito integral com quinoa comprados prontos
10 morangos médios

JANTAR
3 colheres (sopa) de chicória refogada com
½ colher (chá) de azeite e alho a gosto
2 porções de filé mignon ao molho madeira com
3 porções de couve-flor ao molho branco (veja pág. 133)
4 colheres (sopa) de arroz integral cozido
1 taça de gelatina de frutas light

CEIA
2 fatias de pão light preto com
1 colher (sopa) de manteiga light

Dia 9

CAFÉ DA MANHÃ
Suco de biomassa de banana verde,
maçã e melão (veja pág. 186)
1 fatia pequena de bolo de tapioca (veja pág. 113)

LANCHE DA MANHÃ
3 castanhas de caju torradas
2 fatias finas de abacaxi

ALMOÇO
1 porção de salada de manga light (veja pág. 174)
3 porções de risoto de espinafre (veja pág. 169)
½ porção de farofa fria de legumes (veja pág. 128)
4 acerolas

LANCHE DA TARDE
1 taça de salada de frutas
1 colher (sopa) de granola light

JANTAR
Salada: 6 folhas de alface mista e 4 folhas de endívias e
2 porções de salada de berinjela cozida com grão-de-bico
(veja pág. 173)
2 porções de pizza de atum com ricota (veja pág. 163)

CEIA
1 laranja média

Dia 10

CAFÉ DA MANHÃ
½ mamão papaia grande com 1 colher (sopa) de farelo de trigo,
1 colher (sopa) de aveia em flocos e 1 ameixa-preta seca
1 xícara de leite desnatado com café
1 pão francês integral com
1 colher (sopa) cheia de geleia de frutas light

LANCHE DA MANHÃ
2 colheres (sopa) de abacate amassado
1 banana-nanica pequena

ALMOÇO
Salada: 6 folhas de agrião,
2 colheres (sopa) de repolho e 1 tomate pequeno temperados
com limão a gosto e 1 colher (chá) de azeite
3 porções de coxa e sobrecoxa assadas com creme de ervilha
(veja pág. 123)
1 cará médio refogado com 1 colher (chá) de azeite
e alho a gosto

LANCHE DA TARDE
1 colher (sopa) de sementes de abóbora
1 maçã média

JANTAR
2 colheres (sopa) de salpicão de legumes (veja pág. 176)
3 porções de filé ao molho mostarda com ratatouille
(veja pág. 129)
4 colheres (sopa) de arroz com espinafre (veja pág. 105)
1 chocolate do tipo Bis

CEIA
3 biscoitos cream cracker ao leite
1 xícara de chá de morango

Dia 11

CAFÉ DA MANHÃ
1 copo (300 ml) de suco feito com 1 fatia grande de melancia,
3 colheres (sopa) de polpa de açaí e suco de ½ limão
2 torradas integrais com
1 colher (sopa) de cream cheese light

LANCHE DA MANHÃ
1 barrinha de cereais com avelã
1 ponkan média

ALMOÇO
Salada: 6 folhas de alface americana,
1 colher (sopa) cheia de macarrão colorido cozido,
2 colheres (sopa) de repolho roxo,
2 colheres (sopa) de broto de feijão e
2 colheres (sopa) de maçã verde picada.
Temperar com 1 colher de (chá) cheia de iogurte desnatado
com limão, sal e orégano.
3 porções de filé de frango rolê (veja pág. 133)
3 colheres (sopa) de purê de batata-doce (veja pág. 165)

LANCHE DA TARDE
1 fatia pequena de bolo de maçã e canela (veja pág. 112)
1 queijo do tipo Polenguinho

JANTAR
3 colheres (sopa) de espinafre refogado com
1 colher (chá) de azeite
2 porções de quiche de tomate seco (veja pág. 167)

CEIA
1 fatia média de mamão
1 fatia de pão de fôrma integral com
1 colher (sopa) de margarina light

Dia 12

CAFÉ DA MANHÃ
1 copo (300 ml) de água de coco e batida com uva verde
10 fatias de pão sueco com aveia com
1 colher (sopa) de queijo cottage com ervas finas
2 fatias finas de peito de peru defumado

LANCHE DA MANHÃ
1 muffin integral de baunilha
1 xícara de chá de hibisco

ALMOÇO
Salada: ½ prato raso de rúcula,
1 colher (sopa) de abóbora cabotiã cozida e
1 colher (chá) de quinoa temperada com limão e
1 colher (chá) de azeite
3 porções de lasanha vegetariana (veja pág. 145)
½ porção de maçã cozida na gelatina light de morango (pág. 149)

LANCHE DA TARDE
1 sanduíche com 2 fatias de pão preto integral com
1 fatia média de queijo tofu

JANTAR
2 porções de canja (veja pág. 116)
2 torradas
2 pedaços de pêssego em calda light

CEIA
3 damascos pequenos
4 pistaches

Dia 13

CAFÉ DA MANHÃ

1 copo (300 ml) de suco de acerola com
1 colher (chá) de açúcar mascavo ou adoçante a gosto
1 copo de iogurte de frutas light com
1 xícara de cereal matinal com fibras e
1 colher (sopa) de goji berry

LANCHE DA MANHÃ

2 unidades pequenas de pão de queijo

ALMOÇO

Salada: ½ prato raso de almeirão, 2 ovos de codorna e
6 cenouras baby temperados com
1 colher (chá) de azeite e vinagre balsâmico.
3 porções de panqueca de legumes com ricota (veja pág. 153)
2 porções de pera cozida na calda de beterraba (veja pág. 161)

LANCHE DA TARDE

1 copo (300 ml) de smoothie de morango com banana e
iogurte (veja pág. 180)

JANTAR

5 colheres (sopa) de acelga refogada com
1 colher (chá) de azeite
2 porções de peixe com molho de aspargos com
risoto de brócolis com ricota (veja pág. 159)
1 porção de torta mineira light (veja pág. 192)

CEIA

8 cookies integrais
1 fatia pequena de melão

Dia 14

CAFÉ DA MANHÃ
1 fatia média de mamão com
1 colher (sopa) de amaranto em flocos
1 omelete feita com 1 clara e 1 colher (chá) de farelo de
semente de linhaça recheada com
1 fatia média de queijo minas light
5 biscoitos cream cracker light
1 xícara de chá verde

LANCHE DA MANHÃ
3 colheres (sopa) de polpa de açaí
1 banana-prata média
1 colher (chá) de mel

ALMOÇO
Salada: ½ prato raso de repolho verde e repolho roxo com
3 colheres (sopa) de ratatouille (veja pág. 168)
2 porções de bife rolê (veja pág. 109)
2 porções de batata refogada com alho-poró
(veja pág. 108)

LANCHE DA TARDE
1 fatia grande de melancia
2 colheres (sopa) de tremoço

JANTAR
3 porções de chuchu com milho ensopado (veja pág. 121)
2 porções de risoto primavera (veja pág. 170)
1 taça de gelatina colorida com 4 uvas-passas

CEIA
1 fatia de pão de fôrma de milho com
1 colher (sopa) de geleia de damasco light
2 nozes

Receitas

Nas receitas a seguir, para facilitar o preparo, a medida de muitos ingredientes foi dada em xícaras ou copos. Apresentamos abaixo uma tabela de conversão das quantidades em mililitros (ml).

1 litro	1.000 ml
1 xícara	250 ml
1 copo	200 ml
1 colher (sopa)	15 ml
1 colher (chá)	5 ml

ABACAXI GRELHADO

Rende » 1 porção de aproximadamente 25 Kcal.

INGREDIENTES

1 fatia fina (50 g) de abacaxi
folhas de hortelã
1 limão (opcional)

PREPARO

1 Em uma frigideira antiaderente, grelhar o abacaxi até que fique dourado. **2** Higienizar as folhas de hortelã e servi-las por cima do abacaxi. **3** Se quiser, higienizar o limão e raspar a casca sobre o abacaxi.

ABOBRINHA RECHEADA COM SOJA

Rende » 5 porções de aproximadamente 150 Kcal cada.

INGREDIENTES

4 abobrinhas médias
1 xícara de proteína texturizada de soja (PTS)
2 dentes de alho picados
1 cebola média picada
1 colher (sopa) de óleo de soja
2 tomates sem pele e sem sementes picados
1 xícara de azeitonas verdes picadas
2 colheres (sopa) de salsinha picada
¼ de xícara de shoyu
2 xícaras de molho de tomate temperado

Receitas

PREPARO

1 Cortar as abobrinhas em rodelas grossas. Retirar a polpa preservando um fundo. Escaldar rapidamente em água fervente e reservar. **2** Cobrir a proteína de soja com água fervente e, logo após, escorrer em uma peneira. Apertar a proteína contra a peneira para retirar o excesso de água e reservar. **3** Refogar o alho e a cebola no óleo e, depois, acrescentar os tomates. Apagar o fogo e adicionar a azeitona e a salsinha. **4** Acrescentar a proteína e o shoyu e misturar bem. **5** Rechear as abobrinhas e colocar em um refratário com um pouco do molho de tomate no fundo. **6** Despejar o restante do molho em cima das abobrinhas. Levar ao forno preaquecido por 20 minutos.

ALMÔNDEGAS RECHEADAS COM QUEIJO MINAS LIGHT

Rende » 20 porções de 95 g de aproximadamente 142 Kcal cada.

INGREDIENTES

1 kg de carne moída

1 cebola grande picada

2 dentes de alho picados

2 fatias de pão de forma light molhadas no leite e amassadas

1 ovo

sal, orégano, manjericão e alecrim a gosto

1 xícara de queijo minas light cortado em cubos

1 xícara de molho de tomate

PREPARO
1 Misturar bem todos os ingredientes menos o queijo minas light e o molho. **2** Fazer bolinhas com a massa. Com o dedo, abrir uma cavidade em cada bolinha e colocar dentro dela um cubo de queijo minas light. **3** Enrolar cada almôndega. **4** Em uma panela, cozinhar as almôndegas no molho de tomate. **5** Colocar as almôndegas em uma travessa junto com o molho. Servir quente.

ARROZ COM BRÓCOLIS

Rendimento » 4 porções de aproximadamente 90 Kcal cada.

INGREDIENTES
alho a gosto
2 colheres (sopa) de cebola picada
1 colher (chá) de azeite
½ xícara de brócolis
½ xícara de arroz integral
sal a gosto

PREPARO
1 Em uma panela, refogar o alho e a cebola com o azeite, em seguida, acrescentar o brócolis e refogar. **2** Adicionar o arroz cru lavado e escorrido. **3** Acrescentar água fervente até cobrir o arroz e colocar sal a gosto. Misturar bem. **4** Se necessário, ir acrescentando água quente durante o cozimento.

ARROZ COM ESPINAFRE

Rendimento » 2 porções de aproximadamente 280 Kcal cada.

INGREDIENTES

2 xícaras de espinafre
alho a gosto
4 colheres (sopa) de cebola picada
1 colher (chá) de azeite
1 xícara de arroz
sal a gosto

PREPARO

1 Higienizar o espinafre e reservar. Em uma panela, refogar o alho e a cebola com o azeite. Acrescentar o espinafre e refogar. **2** Em seguida, adicionar o arroz cru lavado e escorrido. **3** Acrescentar água fervente até cobrir o arroz e colocar sal a gosto. Misturar bem. **4** Se necessário, ir acrescentando água quente durante o cozimento.

ARROZ INTEGRAL COM REPOLHO

Rendimento » 2 porções de aproximadamente 120 Kcal cada.

INGREDIENTES

alho a gosto
2 colheres (sopa) de cebola picada
1 colher (chá) de azeite
½ xícara de arroz integral
2 colheres (sopa) de repolho ralado
sal a gosto

PREPARO

1 Em uma panela, refogar o alho e a cebola com o azeite. **2** Acrescentar o arroz cru lavado e escorrido e o repolho. **3** Acrescentar água fervente até cobrir o arroz e colocar sal a gosto. Misturar bem. **4** Se necessário, ir acrescentando água quente durante o cozimento.

BANANADA COM PUDIM DE CARAMELO

Rendimento » 15 porções de aproximadamente 32 Kcal cada.

INGREDIENTES

4 bananas-nanicas bem maduras
1 caixa de pudim diet sabor caramelo
1 xícara de leite desnatado
1 xícara de água
canela em pó ou em pau a gosto

PREPARO

1 Cortar as bananas em rodelas e levar ao fogo brando em uma panela antiaderente até ferver e reduzir de tamanho. Reservar. **2** Para o preparo do pudim, misturar o restante dos ingredientes e levar ao fogo brando até engrossar. **3** Em taças, distribuir a bananada e cobrir com o pudim. **4** Decorar com canela em pau ou em pó e levar à geladeira.

Receitas

BANANA-PRATA ASSADA COM CANELA

Rendimento » 1 porção de aproximadamente 60 Kcal.

INGREDIENTES
1 banana-prata pequena
canela em pó a gosto

PREPARO
1 Cortar a banana em rodelas e dispor em um prato de sobremesa.
2 Adicionar canela a gosto e levar ao micro-ondas por 1 minuto.

BARQUETE COM PUDIM DE BAUNILHA E MAÇÃ

Rendimento » 30 porções de aproximadamente 29,25 Kcal cada, desconsiderando a barquete.

INGREDIENTES
1 litro de leite desnatado
5 caixinhas de pudim de baunilha
1 fatia fina (5 g) de maçã por barquete
1 caixa de barquetes prontas

PREPARO
1 Colocar o leite e o pó do pudim em uma panela e levar ao fogo até engrossar. **2** Deixar esfriar. **3** Colocar o pudim nas barquetes. **4** Colocar uma fatia de maçã sobre cada barquete.

BATATA REFOGADA COM ALHO-PORÓ

Rendimento » 2 porções de aproximadamente 73 Kcal cada.

INGREDIENTES

4 colheres (sopa) de batata picada em cubos médios
alho a gosto
4 colheres (sopa) de alho-poró fatiado
2 colheres (sopa) de cebola picada
2 colheres (chá) rasas de margarina light
sal e cheiro-verde a gosto

PREPARO

1 Colocar a batata em uma panela, cobrir com água fria e levar ao fogo para cozinhar até ficar *al dente*. Reservar. **2** Refogar ao alho, o alho-poró e a cebola na margarina light. **3** Adicionar a batata. Temperar com sal e cheiro-verde a gosto.

BIFE ROLÊ

Rendimento » 10 porções de aproximadamente 232 Kcal cada.

INGREDIENTES

700 g de filé mignon em bifes
2 cenouras médias
2 cebolas grandes
¾ xícara de molho de tomate
½ colher (chá) de azeite
Sal, alho e cheiro-verde a gosto

PREPARO

1 Em uma assadeira, temperar os bifes com sal e reservar. Cortar a cenoura e a cebola em bastões pequenos. Colocar um bastão de cenoura e um de cebola cruas no centro de cada bife, enrolar e prender com um palito de dente. Em uma panela, colocar os bifes e o molho de tomate. Deixar ferver até cozinhar. Retirar os bifes da panela e levar ao forno para corar. **2 Para o molho:** Em uma panela, refogar alho e cebola no azeite. Juntar o molho de tomate usado para cozinhar o bife. Deixar ferver até engrossar. Experimentar o tempero e, se necessário, acrescentar mais sal e cheiro-verde. **3 Para montar uma porção:** Em um prato, colocar uma colher (sopa) de molho de tomate e um bife por cima. Regar com um pouco de molho de tomate. Servir quente.

BIOMASSA DE BANANA VERDE

Rendimento » 100 g com aproximadamente 100 Kcal.

INGREDIENTES:

4 unidades de banana-nanica com a casca bem verde

água

PREPARO

1 Lavar as bananas mantendo a casca. Colocar em uma panela de pressão. Cobrir com água. Após pegar a pressão, contar entre 8 a 10 minutos, desligar e esperar 20 minutos aproximadamente para abrir a panela. **2** Retirar as cascas das bananas ainda quentes e bater no liquidificador com o mínimo de agua até ficar com uma consistência cremosa. Levar à geladeira ou ao freezer.

BOLO DE FRANGO LIGHT

Rendimento » 8 porções de aproximadamente 95 Kcal cada.

INGREDIENTES

500 g de peito de frango moído
½ xícara de aveia ou um pouco mais, para dar liga
1 ovo inteiro
1 cebola pequena ralada
alho a gosto
salsa a gosto
tomilho e manjericão a gosto
1 cenoura ralada no ralo grosso
½ xícara de agrião picado
1 tomate sem sementes picado
sal a gosto
óleo e farinha de rosca para untar a fôrma.

PREPARO

1 Misturar todos os ingredientes. **2** Untar e enfarinhar uma fôrma para bolo inglês (retangular) e ajeitar a mistura de frango dentro dela. **3** Levar ao forno preaquecido e deixar até que a carne esteja bem cozida e dourada por cima, por aproximadamente 30 minutos.

BOLO DE MAÇÃ COM CANELA

Rendimento » 12 porções de aproximadamente 190 Kcal cada.

INGREDIENTES

2 maçãs inteiras
½ colher de sopa de canela em pó
3 ovos
2 xícaras de açúcar mascavo
1 xícara de óleo
1 xícara de aveia em flocos
2 xícaras de farinha de trigo integral
1 colher de sobremesa de fermento em pó
açúcar e canela a gosto para decorar

PREPARO

1 Descascar as maçãs e picar em cubos pequenos. Misturar com a canela e reservar. **2** Bater, na batedeira, os ovos, o açúcar, o óleo e metade da aveia. Em uma tigela, peneirar a farinha e o fermento. Adicionar, aos poucos, os ingredientes líquidos e o restante da aveia, misturando bem. Adicionar os pedaços de maçã. **3** Despejar a massa em fôrma untada. Assar em fogo médio por aproximadamente 45 minutos ou até que, ao colocar um garfo ou palito, ele saia seco. Desenformar e polvilhar com açúcar e canela a gosto.

BOLO DE TAPIOCA

Rendimento » 10 porções de aproximadamente 200 Kcal cada.

INGREDIENTES
4 ovos
1 xícara de açúcar light para forno e fogão
3 colheres (sopa) de margarina light
1 xícara de farinha de trigo
2 colheres (chá) de fermento químico em pó
3 xícaras de farinha de tapioca
1 xícara de leite desnatado
1 vidro de leite de coco light
2 colheres (sopa) de queijo ralado light
1 iogurte de maracujá light

PREPARO

1 Bater, na batedeira, os ovos, adicionando, aos poucos, o açúcar e a margarina light. Bater bem. Colocar a farinha de trigo e o fermento. Desligar a batedeira e acrescentar os outros ingredientes.

2 Mexer suavemente com uma colher e colocar em uma fôrma pequena untada e polvilhada. Levar ao forno para assar.

CALDO CREMOSO DE ALFACE

Rendimento » 2 porções de aproximadamente 70 Kcal cada.

INGREDIENTES

8 folhas grandes de alface
1 copo de leite desnatado
2 litros de água
cebola e alho a gosto
2 colheres (chá) de amido de milho
60 g de peito de peru defumado light em cubos
croûtons a gosto

PREPARO

1 Higienizar a alface, picar e bater no liquidificador com o leite e a água. Reservar. **2** Refogar em uma panela o alho e a cebola e acrescentar a alface batida. **3** Deixar levantar fervura e acrescentar o amido de milho para engrossar. **4** Acrescentar, depois de pronto, o peito de peru diretamente no prato. Servir quente com croûtons.

Receitas

CALDO VERDE

Rendimento » 2 porções de aproximadamente 65 Kcal cada.

INGREDIENTES

1 maço de couve
2 litros de água
sal a gosto
2 batatas inteiras sem casca
60 g de peito de peru defumado light em cubos
croûtons a gosto

PREPARO

1 Higienizar as folhas de couve. Picar a couve o mais fino possível e colocar em uma tigela com água fria por 10 minutos. **2** Ferver a água com sal. Colocar as batatas para cozinhar nessa água. Retirar as batatas da panela e reservar a água. Espremer as batatas com um garfo e recolocar na água. **3** Escorrer a couve e colocar na panela da sopa. Deixar cozinhar por 3 minutos. **4** Bater no liquidificador uma parte da couve com a água do cozimento e voltar à panela. Verificar o tempero. Adicionar o peito de peru em cubos. Servir quente com croûtons.

CANJA

Rendimentoo » 10 porções de aproximadamente 115 Kcal cada.

INGREDIENTES

1 cebola grande
alho a gosto
250 g de peito de frango sem osso
1 batata grande
3 cenouras médias
40 g de arroz
1 pitada de noz-moscada
louro, cheiro-verde e sal a gosto

PREPARO

1 Em uma panela, refogar a cebola e o alho. Juntar o frango inteiro e a batata e a cenoura cortadas em cubinhos. **2** Adicionar 2 litros de água e deixar ferver. Quando os legumes estiverem quase cozidos, acrescentar o arroz e deixar cozinhar. **3** Retirar o frango da panela e desfiar. Reservar. **4** Bater no liquidificador ⅓ da sopa até ficar cremosa. Voltar à panela e deixar ferver. Temperar com sal, noz-moscada, louro e cheiro-verde. **5** Servir quente com 1 colher (sopa) do frango desfiado.

CHÁ DE BANANA

Rendimentoo » 5 porções de aproximadamente 80 Kcal cada.

INGREDIENTES

4 bananas-pratas médias
1 litro de água
adoçante para forno e fogão a gosto
suco de ½ laranja
uma pitada de canela
5 cravos

PREPARO

1 Bater a banana no liquidificador com a água e reservar. **2** Levar o adoçante ao fogo até formar uma calda. **3** Adicionar a banana batida e manter em fogo brando até formar um líquido espesso e dourado. **4** Acrescentar o suco da laranja, a canela e os cravos e servir.

Receitas

CHÁ DE GOIABA

Rendimentoo » 7 porções de aproximadamente 45 Kcal cada.

INGREDIENTES

1½ litro de água
2 goiabas médias sem casca bem picadas
1 maçã com casca picada
suco de 1 laranja
cravo e canela a gosto
adoçante para forno e fogão a gosto

PREPARO

1 Ferver por 20 minutos a água, a goiaba, a maçã e o suco da laranja, o cravo e a canela. Adicionar adoçante a gosto. **2** Coar e servir quente ou gelado.

CHÁ DE MORANGO

Rendimentoo » 5 porções de aproximadamente 16 Kcal cada.

INGREDIENTES

2 xícaras de morangos lavados, higienizados e picados
1 litro de água
canela em pau e cravo a gosto
adoçante para forno e fogão a gosto

PREPARO

1 Levar ao fogo o morango bem picadinho, adicionar a água e deixar ferver por 5 a 10 minutos. Acrescentar o cravo e a canela. Adicionar o adoçante. **2** Coar e servir quente ou gelado.

CHARUTINHO DE COUVE RECHEADO COM ARROZ E CARNE

Rendimento » 5 porções de aproximadamente 170 Kcal cada.

INGREDIENTES

10 folhas médias de couve
1 cebola pequena picada
alho a gosto
200 g de carne moída
1 xícara cheia de arroz cozido
sal, cheiro-verde e hortelã a gosto

PREPARO

1 Passar as folhas de couve em água fervente com sal. Deixá-las abertas sobre um pano de prato para esfriar. Reservar. **2** Em uma panela, refogar a cebola e o alho. Juntar a carne moída e refogar. Juntar o arroz cozido e misturar bem. Temperar com sal, cheiro- -verde e hortelã. **3 Para montar:** Abrir a folha de couve sobre uma tábua de carne. Colocar no centro 2 colheres (sopa) de recheio. Enrolar a couve como se fosse uma panqueca. **4** Colocar em uma assadeira e levar ao forno por 5 minutos. Servir quente em seguida.

CHILI COM CARNE E FEIJÃO-BRANCO REFOGADO

Rendimento » 10 porções de aproximadamente 150 Kcal cada.

INGREDIENTES:

500 g de carne moída
1 cebola média
alho, sal, salsinha e cebolinha a gosto
200 g de molho de tomate
1 xícara de suco de laranja
molho de pimenta a gosto
400 g de feijão-branco cozido
sal e cheiro-verde a gosto
2 tomates médios picados sem semente

PREPARO

1 Refogar a carne com a cebola e o alho. Temperar com sal, salsinha e cebolinha. **2** Acrescentar o molho de tomate e deixar refogar por mais ou menos 30 minutos. **3** Acrescentar o suco de laranja e o molho de pimenta. Separadamente, temperar o feijão-branco a gosto. Reservar. **4 Para montar uma porção:** Colocar, no prato, primeiro o feijão cozido, depois o molho com a carne e salpicar o tomate picado.

Receitas

CHUCHU COM MILHO ENSOPADO

Rendimento » 4 porções de aproximadamente 52 Kcal cada.

INGREDIENTES
1 chuchu médio
alho a gosto
2 colheres (sopa) de cebola picada
4 colheres (sopa) de milho verde cozido
2 colheres (chá) rasas de margarina light
sal e cheiro-verde a gosto

PREPARO

1 Destacar e cortar o chuchu em pedaços médios, levar ao fogo em uma panela com água e cozinhar até ficar *al dente*. Reservar.

2 Refogar o alho e a cebola na margarina light, adicionar o chuchu e o milho. Temperar com sal e cheiro-verde a gosto.

Receitas

CONSOMÊ DE TOMATE

Rendimento » 4 porções de aproximadamente 123 Kcal cada.

INGREDIENTES

1 kg de tomate sem pele e sem sementes
2 litros de água
sal a gosto
estragão a gosto
2 colheres (sopa) de margarina light
2 colheres (sopa) de suco de limão
4 galhos de hortelã fresca mais alguns para decorar
1 copo de leite desnatado
1 pote de iogurte natural desnatado

PREPARO

1 Bater os tomates no liquidificador com a água. **2** Levar ao fogo com o sal, a margarina light e o estragão. **3** Ferver por 30 minutos, retirando a espuma que se forma na superfície. **4** Apagar o fogo e colocar o suco de limão, a hortelã picada (reservar algumas inteiras para decorar), o leite e o iogurte. **5** Misturar bem e deixar esfriar. **6** Servir o consomê gelado no verão, enfeitado com folhas frescas de hortelã.

COXA E SOBRECOXA ASSADAS COM CREME DE ERVILHA

Rendimento » 10 porções de aproximadamente 102 kcal cada.

INGREDIENTES

500 g de coxas e sobrecoxas de frango desossadas
1 colher (sopa) de margarina light
2 cebolas grandes
alho a gosto
sal, shoyu e cheiro-verde a gosto
1 colher (sopa) de amido de milho
1 lata de ervilhas
2 colheres (sopa) rasas de farinha de trigo
1 xícara de leite desnatado

PREPARO

1 Temperar o frango com sal e pimenta e grelhar em uma chapa ou frigideira com a margarina light até dourar. Levar ao forno preaquecido para assar. Reservar aquecido. **2 Para o molho:** Refogar, em uma panela, uma cebola picada e o alho. Juntar as aparas de frango e talos de salsinha. Mexer bem, cobrir com água e deixar ferver por 15 minutos. Coar o caldo e voltar à panela. Temperar com shoyu e cheiro-verde. Engrossar com 1 colher (sopa) de amido de milho dissolvido em um pouco de água. Deixar ferver por mais 5 minutos. **3 Para o creme:** Bater a ervilha no liquidificador. Refogar a outra cebola e o alho em uma panela, juntar a ervilha batida e misturar bem. Dissolver a farinha de trigo no leite e juntar ao creme. Mexer até engrossar e temperar com sal e cheiro-verde. **4 Para montar uma porção:** Servir ½ coxa e ½ sobrecoxa regadas com molho e 1 colher (sopa) de creme de ervilha.

Receitas

COXA E SOBRECOXA ASSADAS COM MACARRÃO AO SUGO

Rendimento » 10 porções de aproximadamente 150 Kcal cada.

INGREDIENTES

400 g de coxas e sobrecoxas de frango
sal, ervas finas, shoyu, estragão, cheiro-verde e manjericão a gosto
500 g de macarrão parafuso
200 ml de caldo de frango*
1 colher (sopa) de amido de milho
1 cebola média picada
3 tomates médios maduros sem pele e sem sementes batidos no liquidificador

PREPARO

1 Temperar as coxas e sobrecoxas com sal e ervas finas e dispor em uma assadeira. Levar a assadeira ao forno preaquecido coberta com papel-alumínio por 40 minutos aproximadamente. Após esse tempo, retirar o papel-alumínio e virar as coxas, deixando mais 20 minutos ou até dourar. **2** Enquanto isso, cozinhar o macarrão em água salgada. Escorrer e reservar. **3 Para o molho do frango:** Em uma panela, ferver o caldo de frango. Acrescentar shoyu, estragão e cheiro-verde. Engrossar com o amido de milho em um pouco de água. Deixar ferver por 3 minutos aproximadamente. **4 Para o molho do macarrão:** Refogar alho e a cebola em uma panela e juntar o tomate batido. Mexer bem. Deixar cozinhar até engrossar. Temperar com sal, cheiro-verde e manjericão.

* Para preparar o caldo de frango, colocar os ossos de frango lavados em uma panela, cobri-los com água e deixar ferver. Depois de ferver por alguns minutos, coar os ossos descartando essa água. Colocar os ossos novamente na panela, cobri-los com água limpa e juntar 1 cebola picada grosseiramente, talos de salsinha, 1 cenoura pequena picada, 2 folhas de louro e 1 ramo de tomilho. Deixar ferver no mínimo por 1 hora. Coar o caldo e empregar em molhos, sopas etc. Tem duração de 4 dias na geladeira.

CREME BELGA

Rendimento » 15 porções de aproximadamente 33,65 Kcal cada.

INGREDIENTES
1 caixinha de pudim light de baunilha
500 ml de leite desnatado
2 envelopes de gelatina sem sabor vermelha
1 copo de suco de laranja
Adoçante a gosto
3 claras em neve

PREPARO

1 Dissolver a mistura do pudim no leite e levar ao fogo. **2** Deixar engrossar e colocar 20 g em cada tacinha. **3** Derreter a gelatina em 1 xícara de água e misturar no suco de laranja com o adoçante. **4** Em seguida, adicionar as claras em neve em cima do pudim e levar para gelar.

Receitas

ESTROGONOFE DE CARNE

Rendimento » 5 porções de aproximadamente 300 Kcal cada.

INGREDIENTES

500 g de filé mignon
1 cebola grande
catchup, mostarda, molho inglês, sal, alho e cheiro-verde a gosto
1 lata de molho de tomate
1 copo de suco natural de tomate
2 colheres (sopa) cheias de farinha de trigo
1 copo de leite desnatado
50 ml de iogurte desnatado
165 g de champignons fatiados
300 g de palmito em conserva

PREPARO

1 Picar o filé mignon em iscas. Levar a uma panela preaquecida e refogar bem, adicionando água aos poucos. Acrescentar $1/2$ cebola e alho picados, temperar com sal e cheiro-verde. Reservar aquecido.

2 Para o molho: Em uma panela, refogar alho e a outra metade da cebola. Acrescentar o molho de tomate e mexer bem. Misturar o suco de tomate com a farinha de trigo e juntar à panela. Mexer até engrossar. Juntar o molho inglês, o leite, o catchup e a mostarda e, por último, o iogurte desnatado. Mexer e deixar ferver até engrossar. Acrescentar o champignon e ferver por mais 5 minutos. Ferver o palmito por 15 minutos ou utilizar como recomenda a rotulagem. Escorrer e picar o palmito e acrescentá-lo ao molho.

3 Misturar o molho à carne. Se precisar, colocar mais sal.

ESTROGONOFE DE FRANGO COM BATATA AO NATURAL

Rendimento » 10 porções de aproximadamente 123 Kcal cada.

INGREDIENTES

400 g de peito de frango sem osso
1 cebola grande
sal, shoyu, alho, molho inglês, catchup e mostarda a gosto
1 lata de molho de tomate
1 copo de suco natural de tomate
2 colheres (sopa) rasas de farinha de trigo
1 copo de leite desnatado
160 g de champignons fatiados
50 g de iogurte desnatado
300 g de batatas cortadas em fatias finas

PREPARO

1 Picar o frango em iscas e refogá-lo em uma panela. **2** Juntar $1/3$ da cebola e alho picados, temperar com cheiro-verde e shoyu. **3** Ir adicionando água aos poucos até o frango ficar macio. **4 Para o molho:** Refogar em uma panela $1/3$ da cebola e alho, juntar o molho e o suco de tomate e deixar ferver. Dissolver a farinha de trigo no leite e juntar à panela. Mexer até que o caldo engrosse. Acrescentar o champignon e o iogurte natural. Temperar com catchup e mostarda, sal e molho inglês. Deixar ferver por mais 5 minutos. **5** Cozinhar a batata em água e sal. Aquecer uma frigideira e refogar $1/3$ da cebola e alho. Escorrer a batata e colocar na frigideira para salteá-la. Temperar com sal, cheiro-verde e noz-moscada. **6 Para montar uma porção:** Colocar, em um prato, duas colheres (sopa) cheias do frango desfiado (40 g) e uma colher (sopa) da batata cozida, regar com o molho.

FAROFA FRIA DE LEGUMES

Rendimento » 10 porções de aproximadamente 150 Kcal cada.

INGREDIENTES

2 cebolas grandes
2 beterrabas médias
2 cenouras grandes
2 tomates médios
cheiro-verde a gosto
70 g de uvas-passas (aprox. 70 unidades)
sal, orégano, pimenta-do-reino e vinagre a gosto
1 colher (sopa) de azeite
4 colheres (sopa) de farinha de mandioca (15 g)

PREPARO

1 Higienizar os legumes. **2** Picar a cebola em cubinhos. **3** Ralar a beterraba e a cenoura em ralo grosso. **4** Picar o tomate em cubinhos. **5** Picar o cheiro-verde. **6** Misturar todos os legumes com as uvas-passas e o cheiro-verde picado. **7** Acrescentar os temperos e, por último, a farinha de mandioca. Servir.

FILÉ AO MOLHO MOSTARDA COM RATATOUILLE

Rendimento » 10 porções de aproximadamente 128 Kcal cada.

INGREDIENTES

300 g de filé mignon em bifes
margarina light para untar
1 cebola pequena picada
sal, mostarda, alho, noz-moscada, shoyu e cheiro-verde a gosto
2 colheres (sopa) rasas de farinha de trigo
1 xícara de leite desnatado
1 berinjela grande
1 abobrinha média
2 pimentões grandes

PREPARO

1 Temperar os bifes de filé mignon com sal. Grelhar em uma chapa ou frigideira aquecida e untada com margarina light. Deixar dourar dos dois lados e reservar. **2 Molho mostarda:** Em uma panela, refogar o alho e $^1/_2$ cebola, dissolver a farinha de trigo no leite e juntar à panela. Mexer bem até engrossar. Acrescentar a mostarda e temperar com sal, noz-moscada e cheiro-verde. Ferver por mais 5 minutos e reservar. **3 Para o ratatouille:** Refogar, em uma panela, a outra metade da cebola e o alho. Juntar os legumes picados em cubos e mexer bem. Colocar shoyu a gosto, tomando cuidado para não deixar os legumes muito salgados. Mexer e experimentar o tempero. Se precisar, acrescentar sal. Temperar com cheiro-verde. Servir quente. **4 Para montar uma porção:** No centro de um prato, colocar o filé mignon e regar com o molho mostarda. Colocar o ratatouille, salpicar salsinha e servir em seguida.

FILÉ DE FRANGO AO MOLHO DE ESPINAFRE

Rendimento » 10 porções de aproximadamente 105 Kcal cada.

INGREDIENTES

500 g de filé de frango
sal, cebola, alho e cheiro-verde a gosto
1 colher (sopa) de margarinha light
1 xícara de leite desnatado
2 colheres (sopa) rasas de amido de milho
2 colheres (sopa) de espinafre cozido

PREPARO

1 Temperar os filés de frango com sal e grelhar em uma chapa ou frigideira untada com a margarina light. **2** Levar ao forno preaquecido até dourar. **3 Para o molho:** Refogar, em uma panela, o alho e a cebola. Adicionar o leite e o amido de milho dissolvido em um pouco de leite. Mexer bem até engrossar. Acrescentar metade do espinafre. **4** Tirar do fogo e bater tudo no liquidificador. Voltar ao fogo, acrescentar o restante do espinafre e deixar até ferver. Temperar com sal e cheiro-verde. Ferver por mais 5 minutos e reservar. **5 Para montar uma porção:** Dispor uma porção de filé de frango e regar com o molho de espinafre. Servir.

FILÉ DE FRANGO AO MOLHO DE MANGA COM BATATA CORADA

Rendimento » 10 porções de aproximadamente 117 kcal cada.

INGREDIENTES

500 g de filé de frango
1 colher (sopa) de margarina light
sal, alho, cebola, vinagre, orégano e salsinha a gosto
3 batatas médias
1 xícara rasa de suco de manga
1 colher (sobremesa) de amido de milho
100 g de manga

PREPARO

1 Temperar os filés de frango com sal e grelhar em uma chapa ou frigideira aquecida com a margarina light, virando até dourar os dois lados. Levar, em uma assadeira, ao forno preaquecido por 15 minutos. Reservar. **2** Cortar as batatas em fatias grossas e cozinhar em água e sal. Escorrer e colocar em uma assadeira de modo que fiquem separadas. Temperar 200 ml de água com vinagre e um pouco de sal e regar as batatas. Salpicar orégano e salsinha e levar ao forno aquecido até dourar. **3 Para o molho:** Refogar, em uma panela, a cebola e o alho. Juntar o suco de manga e deixar ferver até reduzir. Dissolver o amido de milho em um pouco de água, juntar ao suco de manga e deixar ferver. Acrescentar a manga picada em cubos e temperar com sal e ervas finas. **4 Para montar uma porção:** Dispor uma porção de filé de frango regado com aproximadamente 1 colher (sopa) de molho e uma rodela de batata corada. Salpicar salsinha.

FILÉ DE FRANGO AO MOLHO MOSTARDA COM ARROZ À GREGA

Rendimento » 10 porções de aproximadamente 150 Kcal cada.

INGREDIENTES

500 g de filé de frango
sal, alho e cheiro-verde a gosto
1 colher (sopa) de margarinha light
1 cebola grande
1 xícara de leite desnatado
2 colheres (sopa) rasas de farinha de trigo
1 colher (sopa) de mostarda
2 cenouras médias cozidas
5 colheres (sopa) de vagem cozida
1 tomate médio
300 g de arroz cozido

PREPARO

1 Temperar os filés de frango com sal e grelhar em uma chapa ou frigideira untada com a margarina light. Levar ao forno preaquecido até dourar. **2** Refogar em uma panela o alho e ½ cebola, dissolver a farinha de trigo no leite e juntar à panela. Mexer bem até engrossar. Acrescentar a mostarda e temperar com sal e cheiro-verde. Ferver por mais 5 minutos e reservar. **3 Para o arroz:** Em uma panela, refogar o alho e a outra metade da cebola, juntar os legumes picados e incorporar o arroz cozido até que fique bem misturado. Temperar com sal e cheiro-verde. **4 Para montar uma porção:** Colocar, em um prato, 2 colheres (sopa) cheias de arroz à grega, ½ filé de tamanho médio (50 g) e regar com o molho mostarda. Salpicar salsinha e servir quente.

FILÉ DE FRANGO ROLÊ

Rendimento » 10 porções de aproximadamente 128 Kcal cada.

INGREDIENTES

2 cenouras médias
3 cebolas grandes
600 g de filé de frango
sal, alho, noz-moscada e cheiro-verde a gosto
200 g de molho de tomate
1 copo de leite desnatado
2 colheres (sopa) rasas de farinha de trigo

PREPARO

1 Cortar a cenoura e a cebola em bastões. **2** Temperar os filés de frango com sal. No centro de cada um colocar um bastão de cenoura e um de cebola. Enrolar os filés de frango acertando as pontas e prender com um palito de dente. Cozinhar em uma panela com o molho de tomate até que estejam macios. **3 Para o molho branco:** Em uma panela, refogar ½ cebola e alho, juntar o leite desnatado misturado com a farinha de trigo e mexer até ferver e engrossar. Temperar com sal e noz-moscada. **4** Servir o filé de frango quente com o molho branco.

FILÉ MIGNON AO MOLHO MADEIRA COM COUVE-FLOR AO MOLHO BRANCO

Rendimento » 10 porções de aproximadamente 191 Kcal cada.

INGREDIENTES

500g de filé mignon em bifes
1 colher (sopa) de margarina light

Receitas

1 cebola pequena
1 cenoura
louro, shoyu, sal, alho e cheiro-verde a gosto
2 colheres (sopa) de amido de milho
2 colheres (sopa) rasas de farinha de trigo
1 copo de leite desnatado
700 g de couve-flor

PREPARO

1 Aquecer uma chapa ou frigideira, untar com a margarina light e grelhar os bifes. Levar ao forno preaquecido para dourar. Reservar. **2 Para o molho madeira:** Em uma panela, colocar ½ cebola picada, a cenoura picada, talos de salsinha, louro, shoyu e aparas do filé. Mexer até dourar. Acrescentar 1 litro de água e deixar ferver por 20 minutos. Coar o caldo, voltar para a panela e deixar ferver. **3** Dissolver o amido de milho em um pouco de água e juntar ao caldo. Mexer bem até engrossar. Temperar com sal ou shoyu e cheiro-verde. **4 Para o molho branco:** Refogar a outra metade da cebola e alho em uma panela, dissolver a farinha de trigo no leite e levar à panela. Mexer bem até engrossar. Temperar com sal, noz-moscada e cheiro-verde. Ferver por mais 5 minutos. **5** Cortar as flores da couve-flor do talo principal e cozinhá-las em água salgada. Colocar a couve-flor em uma assadeira, regar o molho branco por cima e levar ao forno preaquecido até borbulhar. **6 Para montar uma porção:** Colocar, em um prato, um bife de tamanho pequeno (50 g) e uma porção média de couve-flor. Regar o molho madeira sobre o filé mignon e o molho branco sobre a couve-flor. Servir quente.

Receitas

FILÉ MIGNON AO MOLHO VINAGRETE COM TOMATE RECHEADO

Rendimento » 10 porções de aproximadamente 129 Kcal cada.

INGREDIENTES

350 g de filé mignon em bifes
sal, alho, noz-moscada, cheiro-verde, orégano e salsinha a gosto
1 colher (sopa) de margarina light para untar
5 tomates pequenos
1 batata cozida
2 cebolas médias bem picadas
3 colheres (sopa) cheias de ervilhas cozidas
1 cenoura média cozida e bem picada
2 cebolas médias picadas em cubos
3 tomates médios picados em cubos
vinagre

PREPARO

1 Temperar os bifes de filé mignon com sal. Grelhar em uma frigideira ou chapa preaquecida, untada com margarina light. Reservar em forno aquecido. **2 Para os tomates recheados:** Cortar uma tampa nos tomates e tirar as sementes com uma colher, sem furá-los. Dispor os tomates em uma assadeira e salpicar sal sobre eles; reservar. **3** Amassar a batata cozida com um garfo. Refogar a ervilha e a cenoura com alho e as cebolas bem picadas. Juntar o purê de batata, acrescentar 2 colheres (sopa) de água e misturar bem até ficar cremoso. Temperar com sal, noz-moscada e cheiro-verde. Rechear cada tomate com 1 colher (sopa) cheia de recheio. Salpicar orégano e salsinha picada. Levar ao forno para assar os tomates por aproximadamente 10 minutos. **4 Para o molho:** Em uma panela, refogar a cebola picada e o alho em cubos. Deixar dourar. Juntar o tomate

em cubos, mexer bem. Temperar com sal, vinagre, orégano e cheiro-
-verde. Acrescentar 400 ml de água. Desligar assim que levantar fervura para que os tomates não desmanchem. **5 Para montar uma porção:** Colocar 1 tomate recheado no prato e o bife. Regar com o molho vinagrete. Salpicar salsinha picada e servir quente.

FILÉ MIGNON GRELHADO AO MOLHO DE SHITAKE

Rendimento » 6 porções de aproximadamente 170 Kcal cada.

INGREDIENTES

2 cebolas picadas
1 colher (sopa) de margarina light
20 unidades de shitake fatiadas
100 ml de shoyu
1 colher (chá) de amido de milho
300 g de filé mignon em bifes
sal, salsinha e cebolinha a gosto

PREPARO

1 Refogar a cebola com metade da margarina light. Adicionar o shitake e refogar. **2** Colocar, em seguida, o shoyu e o amido de milho dissolvido em um pouco de água. Cozinhar até que o molho fique em uma consistência cremosa. Reservar. **3** Temperar os bifes com sal e grelhar com o restante da margarina em uma frigideira ou chapa preaquecida. Colocar o molho sobre eles e decorar com salsinha e cebolinha picada.

FRANGO ASSADO AO MOLHO DE LARANJA

Rendimento » 5 porções de aproximadamente 200 Kcal cada.

INGREDIENTES

500 g de coxas e sobrecoxas desossadas
sal, limão, ervas finas e alho a gosto
150 ml de suco de laranja
1 xícara de caldo de frango*
1 cebola pequena
1 colher (sobremesa) de amido de milho

PREPARO

1 Temperar o frango com sal e arrumá-lo em uma assadeira. Regar com um pouco do suco de laranja e caldo de frango. Cobrir a assadeira com papel-alumínio e levar ao forno preaquecido por 30 a 40 minutos. Após esse tempo, retirar o papel-alumínio, virar os pedaços de frango na assadeira para assarem do outro lado. Voltar novamente ao forno e deixar assar por mais 20 minutos ou até que fiquem dourados. Reservar quente. **2 Para o molho:** Refogar, em uma panela, a cebola e o alho. Acrescentar 200 ml de caldo de frango e o restante do suco de laranja. Deixar ferver e reduzir até ⅓ do molho. Diluir o amido de milho em um pouco de água e misturar ao molho, mexendo sempre até engrossar. Temperar com sal, limão e ervas finas. Reservar. **3 Para montar uma porção:** Colocar no prato uma porção do frango regado com aproximadamente 1 colher (sopa) do molho.

* Para preparar o caldo de frango, colocar os ossos de frango lavados em uma panela, cobri-los com água e deixar ferver. Depois de ferver por alguns minutos, coar os ossos descartando essa água. Colocar os ossos novamente na panela, cobri-los com água limpa e juntar 1 cebola picada grosseiramente, talos de salsinha, 1 cenoura pequena picada, 2 folhas de louro e 1 ramo de tomilho. Deixar ferver no mínimo por 1 hora. Coar o caldo e empregar em molhos, sopas etc. Tem duração de 4 dias na geladeira.

FRANGO XADREZ

Rendimento » 10 porções de aproximadamente 153 Kcal cada.

INGREDIENTES

600 g de coxas e sobrecoxas de frango
sal e alho a gosto
1 cebola grande
1 cenoura grande
1 pimentão vermelho tamanho médio
100 g de vagem
2 colheres (sopa) rasas de amido de milho
90 ml de shoyu

PREPARO

1 Cortar as coxas e sobrecoxas em cubinhos. Refogar, em uma panela, a cebola e o alho, juntar o frango e mexer bem até cozinhar. Temperar com sal e cheiro-verde. Reservar mantendo aquecido.
2 Picar a cenoura em cubinhos e cozinhar em água e sal. Reservar.
3 Cortar o pimentão em losangos. Reservar. **4** Cortar a vagem em pedaços pequenos, cozinhar em água salgada por 3 minutos.
5 Para fazer o molho: em uma panela, refogar o alho e a cebola. Dissolver o amido de milho em uma xícara de água e acrescentar à panela junto com o shoyu. Deixar ferver até engrossar. Juntar os legumes picados e ferver por mais 5 minutos. Temperar com sal a gosto.

FRICASSÊ DE CARNE

Rendimento » 3 porções de aproximadamente 185 Kcal cada.

INGREDIENTES

300 g de coxão mole ou filé mignon
1 cebola picada
1 cenoura picada
2 tomates picados
1 colher (sopa) de farinha de trigo
1 lata de milho verde em conserva
$1/3$ de xícara de requeijão light
$1/2$ xícara de iogurte desnatado light
salsa picada para polvilhar

PREPARO

1 Cortar a carne em tiras. **2** Refogar em uma panela antiaderente até dourar. Adicionar a cebola, a cenoura, o tomate e 500 ml de água. Deixar cozinhar. **3** Dissolver a farinha em um pouco de água e adicionar à panela. **4** Deixar ferver, acrescentar o milho, o requeijão, o iogurte e a salsa. Misturar e servir.

FRICASSÊ DE FRANGO

Rendimento » 3 porções de aproximadamente 185 Kcal cada.

INGREDIENTES:

300 g de filé de frango
1 cebola picada
1 cenoura picada
2 tomates picados
1 lata de milho verde em conserva
1 colher (sopa) de farinha de trigo
½ xícara de iogurte desnatado light
⅓ de xícara de requeijão light
salsa picada para polvilhar

PREPARO

1 Refogar o filé de frango em uma panela antiaderente até dourar. Adicionar a cebola, a cenoura, o tomate e 500 ml de água. **2** Deixar cozinhar até reduzir à metade. Retirar o frango, deixar amornar e desfiar. **3** Coar o caldo e voltar à panela com o frango desfiado e o milho. **4** Dissolver a farinha em um pouco de água e adicionar à panela. **5** Deixar ferver, acrescentar o iogurte, o requeijão e a salsa. Misturar e servir.

FROZEN IOGURTE COM GELATINA

Rendimento » 6 porções de aproximadamente 94 Kcal cada.

INGREDIENTES
1 litro de leite desnatado
2 potes de iogurte natural desnatado
6 pedras de gelo
2 envelopes de gelatina light de morango

PREPARO
1 Bater todos os ingredientes no liquidificador. **2** Para ficar mais consistente, é só adicionar mais um envelope de gelatina light de morango.

GELATINA DE MORANGO COM MAÇÃ PICADA

Rendimento: 5 porções de aproximadamente 22 Kcal cada.

INGREDIENTES
1 envelope de gelatina light de morango
1 maçã média

PREPARO
1 Higienizar a maçã, descascar, picar e distribuir em porções iguais nas tacinhas. **2** Preparar a gelatina conforme as instruções do rótulo e adicionar às tacinhas que já estão com os pedacinhos de maçã. Levar para gelar.

HAMBURGUER DE SOJA À PIZZAIOLO

Rendimento » 30 porções de aproximadamente 140 Kcal cada.

INGREDIENTES
250 g de proteína texturizada de soja (PTS) granulada
3 ovos
sal, alho, cebola, orégano e cheiro-verde a gosto
350 g de farinha de trigo
azeite ou margarina light para grelhar
300 g de queijo mozarela fatiado
3 tomates médios

PREPARO
1 Em uma vasilha, cobrir a proteína de soja com água morna ou quente para hidratar por aproximadamente 20 minutos. Escorrer e espremer para sair toda a água. **2** Acrescentar os ovos e os temperos. Misturar a farinha de trigo aos poucos até formar uma massa para fazer os hambúrgueres. **3** Modelar os hambúrgueres e grelhar. Para grelhar, untar a chapa com azeite ou margarina light. Depois de grelhado, acrescentar a mozarela e o tomate. Acrescentar o orégano a gosto.

LAGARTO AO MOLHO BRANCO COM CHAMPIGNON COM ERVILHA E CENOURA SAUTÉ

Rendimento » 10 porções de aproximadamente 129 Kcal cada.

INGREDIENTES

400 g de lagarto
3 cebolas picadas
Sal, alho, vinagre, shoyu e folhas de louro,
2 cenouras
2 colheres (sopa) rasas de farinha de trigo
150 ml de leite desnatado
60 g de champignon
cheiro-verde a gosto
3 colheres (sopa) de ervilha

PREPARO

1 Temperar o lagarto com alho, sal, 1 cebola e vinagre. Deixar marinar por 1 hora. **2** Aquecer uma panela e colocar o lagarto, virando-o de vez em quando até dourar todos os lados. **3** Regar com um pouco de shoyu. Acrescentar 1 cebola picada, 1 cenoura, talos de salsinha e 2 folhas de louro. Cobrir com água e deixar ferver até o lagarto cozinhar e ficar macio. Retirar a carne da panela e cortar em fatias finas. Colocar em uma assadeira e regar com o caldo da panela onde foi cozido. Levar ao forno preaquecido, até dourar. Reservar. **4 Para o molho:** Em uma panela, refogar alho e cebola, dissolver a farinha de trigo no leite e juntar à panela. Mexer bem até engrossar. Acrescentar o champignon e temperar com sal e cheiro-verde. Ferver por mais 5 minutos e reservar. **5** Refogar alho e cebola em uma frigideira com o restante do azeite e juntar a outra cenoura cozida e as ervilhas, cada um por vez, saltear bem e temperar com sal e salsinha picada.

LASANHA DE BERINJELA

Rendimento » 10 porções de aproximadamente 248 Kcal cada.

INGREDIENTES

1,5 kg de berinjela cozida ou 2,5 kg de berinjela crua
400 g de carne moída
1 cebola grande
alho, sal, cheiro-verde, manjericão e orégano a gosto
½ colher (chá) de azeite
1 lata de molho de tomate
200 g de ricota

PREPARO

1 Picar e cozinhar a berinjela em água e sal. Escorrer e reservar. **2** Refogar a carne moída em uma panela, juntar alho e ½ cebola e mexer bem. Temperar com sal e cheiro-verde. **3 Para o molho:** Em uma panela, refogar a outra metade da cebola e alho, juntar o molho de tomate e mexer. Deixar ferver até engrossar. Temperar com sal e orégano ou manjericão, e cheiro-verde. **4 Para montar:** Forrar o fundo de uma assadeira com parte do molho de tomate. Espalhar a metade da berinjela na assadeira, acertando os cantos e deixando-os uniforme. Colocar a carne moída e espalhar a outra metade da berinjela sobre a carne, apertando os cantos com uma espátula. Ralar a ricota e salpicar sobre a lasanha. Levar a assadeira ao forno preaquecido até que a ricota fique gratinada. Cortar a lasanha em pedaços. Servir quente com o restante do molho de tomate à parte.

LASANHA VEGETARIANA AO MOLHO BRANCO

Rendimento » 10 porções de aproximadamente 174 Kcal cada.

INGREDIENTES

2 cenouras médias
1 xícara de brócolis
2 tomates médios
temperos, alho, cebola, orégano e cheiro-verde a gosto
1 copo de leite desnatado
2 colheres (sopa) rasas de farinha de trigo
300 g de massa fresca para lasanha
2 colheres (sopa) de ervilhas
2 fatias médias de queijo minas light

PREPARO

1 Cozinhar separadamente em água e sal a cenoura cortada em cubos e os brócolis em pequenos buquês. Cortar o tomate em cubos. **2** Juntar, em uma vasilha, a cenoura, o brócolis e o tomate e reservar. **3 Para o molho branco:** Refogar, em uma panela, cebola e alho, juntar a farinha de trigo dissolvida no leite e misturar até engrossar. Temperar com sal, ervas finas e noz-moscada. Reservar quente. **4 Para montar:** Forrar o fundo de um refratário com uma pequena quantidade de molho. Colocar a massa da lasanha conforme as instruções da embalagem. Colocar parte dos legumes de forma que fiquem bem distribuídos. Acrescentar mais molho branco. **5** Colocar a segunda camada de massa, depois os legumes e assim por diante até terminar a massa e os legumes, colocando por último o molho branco. Salpicar o queijo minas light ralado e orégano a gosto. **6** Levar ao forno preaquecido e deixar assar por 20 minutos ou até começar a ferver nas laterais e dourar. Servir quente.

LOMBO AO MOLHO DE ABACAXI E AMEIXA COM ARROZ

Rendimento » 10 porções de aproximadamente 162 Kcal cada.

INGREDIENTES

350 g de lombo suíno
2 cebolas picadas
sal, alho, louro, shoyu, ervas finas e salsinha a gosto
1 cenoura picada
4 fatias pequenas de abacaxi
1 colher (sobremesa) de amido de milho
20 ameixas secas
1 xícara de arroz cozido

PREPARO

1 Temperar o lombo com sal e alho. Aquecer uma panela e colocar o lombo, dourando-o de todos os lados. Acrescentar 1 cebola picada, a cenoura, 2 folhas de louro e shoyu a gosto. Cobrir com água e cozinhar até que o lombo fique macio. **2** Retirar o lombo da panela e fatiá-lo. Levar, em uma assadeira, ao forno preaquecido por 10 minutos. Reservar. **3 Para o molho:** Em uma panela, refogar 1 cebola e alho picado. Juntar 200 ml do caldo que cozinhou o lombo e acrescentar o abacaxi picado em cubos. Deixar ferver. **4** Dissolver o amido de milho em um pouco de água, juntar à panela e mexer bem até engrossar. Temperar com sal, ervas finas e salsinha. **5 Para montar uma porção:** Dispor uma porção do lombo em um prato e regar com aproximadamente 1 colher (sopa) de molho. Salpicar parte da ameixa picada e salsinha. Servir quente acompanhado de 2 colheres (sopa) de arroz.

LOMBO AO MOLHO MADEIRA COM CREME DE MILHO

Rendimento » 10 porções de aproximadamente 176 Kcal cada.

INGREDIENTES

400 g de lombo suíno
sal, alho, shoyu, vinagre de vinho tinto e cheiro-verde a gosto
2 cebolas grandes
1 cenoura
2 colheres (sopa) de amido de milho
1 lata de milho verde em conserva
1 xícara rasa de leite desnatado
2 colheres (sopa) rasas de farinha de trigo

PREPARO

1 Temperar o lombo com sal, alho e vinagre. Em uma panela, dourar o lombo de todos os lados e regar com shoyu. Juntar 1 cebola picada, galhos de salsinha e a cenoura. Colocar água até cobrir. Deixar ferver tampado, virando de vez em quando até a carne ficar macia. **2** Retirar a carne da panela, cortar em fatias e levar ao forno preaquecido para dourar. **3 Para o molho:** Coar o caldo que cozinhou o lombo e reservar. Refogar o alho e ½ cebola picados, juntar o caldo e deixar ferver. Dissolver o amido de milho em um pouco de água, juntar ao caldo e mexer bem. Deixar ferver até engrossar. Temperar com sal e cheiro-verde. Reservar. **4 Para o creme de milho:** Bater o milho no liquidificador e coar. Em uma panela, refogar a outra metade da cebola e o alho picados, juntar o milho batido e deixar ferver. Acrescentar o leite e a farinha de trigo e mexer bem até engrossar. Temperar com sal e cheiro-verde. **5 Para montar uma porção:** Colocar, em um prato, 2 fatias bem finas de lombo regado com o molho madeira e 2 colheres (sopa) de creme de milho para acompanhar. Salpicar salsinha e servir quente.

MAÇÃ COZIDA NA CALDA

Rendimento » 3 porções de aproximadamente 69 Kcal cada.

INGREDIENTES

120 g de maçã
1 copo de água
5 unidades de cravo-da-índia
2 colheres (sopa) de adoçante para forno e fogão
corante amarelo à gosto
½ pacote de pó para preparo de pudim light de chocolate
casca de limão e canela em pó a gosto

PREPARO

1 Cozinhar a maçã com a água, cravo, adoçante e o corante amarelo por 19 minutos. **2** Colocar a maçã em um prato de sobremesa com um pouco da calda. **3** Preparar o pudim light de chocolate e adicionar 1 colher (sopa) em cima da maçã. **4** Decorar com a casca de limão e servir com canela em pó a gosto.

MAÇÃ COZIDA NA GELATINA LIGHT DE MORANGO

Rendimento » 6 porções de aproximadamente 90 Kcal cada.

INGREDIENTES

6 maçãs pequenas
2 envelopes de gelatina light de morango
canela em pau a gosto

PREPARO

Descascar as maçãs. Colocar em uma panela juntamente com a gelatina preparada com metade da água recomendada na embalagem. Juntar a canela, tampar e cozinhar até que as maçãs estejam macias. Levar para gelar. Também podem ser servidas com sorvete de creme light.

MACARRÃO COM FILÉ MIGNON E LEGUMES

Rendimento » 10 porções de aproximadamente 109 Kcal cada.

INGREDIENTES

2 pimentões médios
1 tomate médio
2 cebolas médias
1 abobrinha pequena
1 berinjela pequena
sal, alho, salsinha e shoyu a gosto
200 g de filé mignon

3 colheres (sopa) de amido de milho

500 g de macarrão tipo espaguete cozido *al dente*

PREPARO

1 Cortar o pimentão, o tomate e 1 cebola em tiras, a abobrinha e a berinjela em meia-lua. Deixar cada um dos legumes separados em tigelas e regar com shoyu. Deixar marinar. **2** Cortar o filé mignon em cubos e refogar em uma frigideira já quente. Juntar alho e temperar com sal. Reservar quente. **3** Em uma frigideira, refogar os legumes começando pela abobrinha, depois a berinjela e ir juntando os outros legumes mexendo rapidamente. Temperar com alho e, se necessário, adicionar mais shoyu. Reservar quente. **4 Para o molho:** Na mesma frigideira em que refogou o filé mignon, refogar alho e a outra cebola picados até dourar. Colocar 5 xícaras de água e deixar ferver até reduzir à metade. Acrescentar shoyu e engrossar com o amido de milho dissolvido em um pouco de água. Deixar ferver e acertar o tempero. **5 Para montar uma porção:** Colocar 1 pegador cheio de macarrão no centro do prato, juntar 2 colheres (sopa) dos legumes quentes. Acrescentar o filé mignon, regar com molho, aproximadamente 1 colher (sopa), e salpicar salsinha picada.

MANJAR DE COCO COM GELEIA DE AMEIXA

Rendimento » 20 porções de aproximadamente 40 Kcal cada.

INGREDIENTES

1 litro de leite desnatado
50 g de coco ralado seco sem açúcar
4 colheres (sopa) de amido de milho
adoçante para forno e fogão a gosto
5 g de geleia de ameixa

PREPARO

1 Colocar o leite, o coco ralado e o adoçante em uma panela e levar ao fogo. **2** Quando ferver, colocar o amido de milho dissolvido em um pouco de leite e, ao engrossar, colocar em taças. **3** Em cima do manjar, colocar a geleia de ameixa. **4** Levar para gelar.

MUFFIN INTEGRAL DE BAUNILHA

Rendimento » 6 porções de aproximadamente 208 Kcal cada.

INGREDIENTES

1 ovo
$1/4$ xícara de açúcar mascavo
$1/3$ xícara de óleo de canola
1 colher (chá) de essência de baunilha
$1/4$ xícara de farinha de trigo
$1/4$ xícara de farinha de trigo integral
$1/2$ xícara de aveia em flocos
$1/2$ colher (chá) de bicarbonato de sódio
2 colheres (chá) de fermento químico em pó
$1/4$ colher (chá) de sal
canela em pó a gosto

PREPARO

1 Bater, na batedeira, o ovo, o açúcar, o óleo e a baunilha. Bater bem. **2** Colocar em um recipiente a farinha de trigo, a farinha integral, a aveia, o bicarbonato e o fermento. **3** Misturar os ingredientes secos e adicionar suavemente ao líquido que foi batido. **4** Colocar nas forminhas para muffins. **5** Levar ao forno preaquecido a 180 °C para assar.

Receitas

MUSSE DE MARACUJÁ

Rendimento » 10 porções de aproximadamente 26 Kcal cada.

INGREDIENTES

3 copos de suco de maracujá
4 xícaras de água
2 potes de iogurte natural desnatado
adoçante a gosto
3 envelopes de gelatina incolor sem sabor
3 claras em neve

PREPARO

1 Colocar tudo, exceto as claras e a gelatina, no liquidificador e bater bem. **2** Dissolver a gelatina, conforme instruções do fabricante, e colocar na mistura. **3** Misturar esse líquido às as claras em neve lentamente. **4** Colocar nas taças e levar para gelar.

PANQUECA DE LEGUMES COM RICOTA

Rendimento: 10 porções de aproximadamente 125 Kcal cada.

INGREDIENTES

3 ovos
2 colheres (sopa) de farinha de trigo
1 copo de leite desnatado
2 cebolas grandes
sal, alho, orégano e cheiro-verde a gosto
1 colher (sopa) de margarina light
1 lata de molho de tomate

200 g de ricota
1 cabeça grande de couve-flor cozida
1 cenoura média cozida
100 g de vagem cozida

PREPARO

1 Bater, no liquidificador, os ovos com a farinha de trigo, o leite, 1 cebola, sal e cheiro-verde por 2 minutos. **2** Aquecer uma frigideira de 15 cm de diâmetro e untar com a margarina light. Fritar as panquecas usando uma xícara (café) como medida. Reservar. **3 Para o molho:** Em uma panela, refogar a outra cebola e alho. Acrescentar o molho de tomate e deixar ferver. Temperar com sal e orégano. Reservar quente. **4 Para o recheio:** Em uma tigela, misturar a ricota ralada com os legumes picados. Temperar com sal, alho e cheiro-verde. **5 Para montar:** Dispor, no centro de cada panqueca, o recheio e enrolar de forma que fique firme. Forrar o fundo de uma assadeira com molho de tomate, colocar as panquecas e levar ao forno preaquecido por aproximadamente 15 minutos. **6 Para montar uma porção:** Colocar 1 colher (sopa) de molho de tomate no centro de um prato, uma panqueca em cima e salpicar salsinha picada. Servir quente.

PANQUECA DE RICOTA E PALMITO AO MOLHO BRANCO

Rendimento » 10 porções de aproximadamente 127 Kcal cada.

INGREDIENTES
1 cebola pequena picada
Sal, alho, cebola, noz-moscada, cheiro-verde, orégano, salsinha a gosto
5 colheres (sopa) de farinha de trigo
1½ xícara de leite desnatado
2 ovos
1 xícara de ricota ralada
450 g de palmito
Margarina light para untar

PREPARO
1 Para o molho branco: Refogar ½ cebola e alho em uma panela. Dissolver 1 colher (sopa) da farinha de trigo em ½ xícara do leite e levar à panela. Mexer bem até engrossar. Temperar com sal e noz-moscada. Ferver por mais 5 minutos. Reservar. **2 Para a massa:** Colocar no liquidificador o restante do leite, os ovos, o restante da farinha de trigo, o restante da cebola, alho, sal e cheiro verde. Deixe bater bem. Reservar, deixando descansar por 5 minutos. **3 Para o recheio:** Em uma tigela, misturar a ricota e o palmito picado. Temperar com sal, noz-moscada, orégano, alho, cebola e cheiro-verde. Misturar bem. Reservar. **4** Aquecer uma frigideira em temperatura média e untar com margarina light. Colocar uma concha pequena de massa na frigideira e preparar a panqueca. Repetir até a massa acabar. Deixar as panquecas esfriarem. **5** Colocar 2 colheres (de sopa) de recheio em cada panqueca e enrolá-las cuidadosamente. Ao terminar, colocar todas as panquecas em um pirex, cobrir com papel-alumínio e levar ao forno

quente por 10 minutos. **6** Para servir, regar o molho branco sobre as panquecas e salpicar salsinha.

PEIXE ASSADO COM CUSCUZ DE LEGUMES

Rendimento » 10 porções de aproximadamente 225 Kcal cada.

INGREDIENTES

700 g de filé de peixe magro
alho, limão, cominho e sal a gosto
1 cebola média picada
½ colher (sopa) de margarina light
100 ml de extrato de tomate
1 cenoura média ralada
1 tomate sem pele picado
100 g de milho verde em conserva
100 g de ervilhas frescas
200 g de farinha de milho

PREPARO

1 Temperar o peixe com limão, alho e cominho (opcional). Colocar em uma assadeira e levar ao forno preaquecido a 180 °C por aproximadamente 10 minutos ou até estar assado. **2 Para o cuscuz:** Refogar o alho e a cebola com a margarina light. Adicionar 200 ml de água e o extrato de tomate. Colocar os legumes e deixar ferver até que fiquem cozidos. Adicionar aos poucos a farinha de milho, cozinhando em fogo brando por aproximadamente 20. minutos. Para não grudar, mexer constantemente até desgrudar da panela e a consistência estiver cremosa. Servir quente junto com o peixe.

PEIXE ASSADO COM PURÊ DE MANDIOQUINHA

Rendimento » 10 porções de aproximadamente 108 kcal cada.

INGREDIENTES

600 g de filé de peixe magro
sal, alho, cheiro-verde, noz-moscada e vinagre a gosto
400 g mandioquinhas
1 cebola grande
1 tomate médio
1½ colher (sopa) de amido de milho

PREPARO

1 Temperar o peixe com sal, alho e cheiro-verde e levar ao forno preaquecido a 180 °C por 10 minutos ou até assar. **2 Para o purê:** Cozinhar a mandioquinha em água e sal e passar pelo espremedor de batatas. Refogar alho e ½ cebola em uma panela e juntar a mandioquinha. Mexer bem e temperar com sal, noz-moscada e cheiro-verde. Reservar. **3 Para o molho:** Refogar alho e a outra metade da cebola em uma panela, juntar aparas de peixe, talos de salsinha e mexer. Acrescentar 500 ml de água e deixar ferver por 15 minutos. Coar o caldo em uma peneira fina. Voltar o caldo à panela e deixar ferver. Juntar o tomate picado. **4** Dissolver o amido de milho em um pouco de água e acrescentar ao caldo. Mexer até ferver e engrossar. Temperar com sal, cheiro-verde e vinagre. **5 Para montar uma porção:** Colocar 1 filé médio em um prato, regar com o molho e acrescentar 1 colher (sopa) do purê de mandioquinha.

PEIXE AO MOLHO DE ASPARGOS COM RISOTO DE BRÓCOLIS COM RICOTA

Rendimento » 10 porções de aproximadamente 128 Kcal cada.

INGREDIENTES

1 cebola pequena picada
sal, alho, ervas finas, cheiro-verde, noz-moscada, estragão
e salsinha a gosto
2 pires (chá) de brócolis cozidos e picados
1 xícara de arroz cozido
50 g de ricota
700 g de filé de peixe magro
500 g de aspargos em conserva (picar a metade)
1 copo de leite desnatado
2 colheres (sopa) rasas de farinha de trigo

PREPARO

1 Para o risoto: Refogar ½ cebola e alho, juntar os brócolis cozidos e picados. Juntar o arroz cozido e mexer. Por último, acrescentar a ricota ralada e misturar bem. Temperar com sal, ervas finas e cheiro-verde. **2** Temperar o peixe com sal e levar ao forno preaquecido durante 10 a 15 minutos ou até que fique assado. Reservar. **3 Para o molho:** Bater a metade dos aspargos no liquidificador com o leite. Em uma panela, refogar o restante da cebola e alho e juntar os aspargos batidos. Acrescentar a farinha de trigo dissolvida em um pouco de água e misturar até ferver e engrossar. Colocar os aspargos picados e mexer. Deixar ferver mais 5 minutos. Temperar com sal, noz-moscada, estragão e cheiro-verde. Reservar. **4 Para montar o prato:** Colocar o arroz e o filé de peixe com uma concha de molho. Salpicar salsinha e servir em seguida.

PENNE COM ISCAS DE SALMÃO, ERVILHA E MOLHO BRANCO

Rendimento » 10 porções de aproximadamente 135 Kcal cada.

INGREDIENTES

500 g de macarrão tipo penne
3 cebolas pequenas picadas
sal, alho, estragão, cheiro-verde, noz-moscada a gosto
1 colher (chá) de azeite
200 g de salmão em iscas
4 colheres (sopa) de ervilhas
2 colheres (sopa) rasas de farinha de trigo
1 xícara de leite desnatado

PREPARO

1 Cozinhar o macarrão em água fervente com sal. Reservar. **2** Refogar, em uma panela, metade da cebola e alho com ½ colher (chá) de azeite. Juntar o salmão e refogar. Acrescentar as ervilhas e mexer bem. Temperar com sal, estragão e cheiro-verde. **3 Para o molho branco:** Refogar o restante da cebola e alho no restante do azeite. Dissolver a farinha no leite e acrescentar à panela. Deixar ferver e mexer sem parar por 5 minutos. Temperar com sal e noz--moscada. **4 Para montar o prato:** Colocar o macarrão no centro do prato, e, por cima, o salmão com a ervilha. Regar com o molho branco. Salpicar salsinha e servir quente.

PERA COZIDA NA CALDA DE BETERRABA

Rendimento » 4 porções de aproximadamente 50 Kcal cada.

INGREDIENTES

¼ de uma beterraba média
adoçante para forno e fogão a gosto
1 litro de água
1 pera grande descascada e cortada em quatro partes
2 cravos
1 canela em pau
1 colher (chá) de amido de milho
folhas de hortelã para decorar

PREPARO

1 Bater, no liquidificador, a beterraba, o adoçante e a água. **2** Levar ao fogo, em uma panela, a pera em pedaços, o suco da beterraba, os cravos e a canela em pau. Deixar ferver até que a pera esteja cozida. Com a fervura, é comum formar uma espuma escura, que deve, aos poucos, ser retirada com uma colher. Retirar a pera da água fervente e reservar. **3** Acrescentar o amido de milho e ferver até engrossar. Deixar a calda esfriar, colocar sobre a pera e servir gelada com as folhas de hortelã. Caso a pera esteja muito madura, colocar na calda somente quando esta levantar fervura.

PESCADA ASSADA AO MOLHO DE MOSTARDA E ARROZ COM LENTILHA

Rendimento » 10 porções de aproximadamente 135 Kcal cada.

INGREDIENTES

650 g de file de pescada
sal, alho, cheiro-verde, noz-moscada a gosto
1 cebola pequena picada
1 colher (chá) de azeite
2 colheres (sopa) rasas de farinha de trigo
1 copo de leite desnatado
1 colher (sopa) de mostarda
2 colheres (sopa) de lentilha cozida
1 xícara de arroz cozido

PREPARO

1 Temperar a pescada com sal. Colocar em uma assadeira e levar ao forno preaquecido por 10 a 15 minutos. Reservar. **2** Refogar ½ cebola e alho com ½ colher (chá) do azeite, em uma panela. Dissolver a farinha no leite e acrescentar ½ copo de água. Juntar à panela e mexer até levantar fervura. Acrescentar a mostarda e deixar ferver por mais 5 minutos. Temperar com sal e noz-moscada. **3 Para o arroz:** Refogar a outra metade da cebola e alho com o restante do azeite, em uma panela. Juntar a lentilha cozida. Mexer bem e acrescentar o arroz cozido. Cozinhar por mais 5 minutos. Temperar com sal e cheiro-verde. **3 Para montar o prato:** Colocar uma porção de arroz no prato, 1 filé de pescada e regar com 1 colher (sopa) do molho de mostarda.

PIZZA DE ATUM COM RICOTA

Rendimento » 10 porções de aproximadamente 169 kcal cada.

INGREDIENTES
1 tomate grande
1½ unidade de palmito
1 lata de atum
150 g de ricota
orégano e cheiro-verde a gosto
1 xícara de molho de tomate
5 unidades de pão sírio

PREPARO

1 Colocar em uma tigela o tomate e o palmito picados. Juntar o atum e a ricota raladas. Misturar bem até que todos os ingredientes fiquem incorporados. Temperar com orégano e cheiro-verde.

2 Abrir os pães ao meio, espalhar sobre cada metade ½ colher (sopa) de molho de tomate e colocar o recheio. Levar ao forno preaquecido. Servir quente.

Receitas

PIZZA DE ESCAROLA

Rendimento: 10 porções de aproximadamente 175 Kcal cada.

INGREDIENTES

1.7 kg de escarola crua
sal, alho e orégano a gosto
1 cebola grande
1 colher (café) de azeite
5 unidades de pão sírio
1 tomate médio
100 g de ricota
1 xícara de molho de tomate
10 azeitonas pretas

PREPARO

1 Picar a escarola em tiras e refogar em uma panela com alho, a cebola e o azeite. Temperar com cheiro-verde e sal. Escorrer bem a água. **2** Cortar o pão sírio ao meio e espalhar sobre cada metade ½ colher (sopa) de molho de tomate. Acrescentar 3 colheres (sopa) de escarola sobre o molho e salpicar a ricota. Decorar com uma fatia de tomate e uma azeitona preta. Salpicar salsinha e orégano sobre a pizza. Levar ao forno preaquecido até aquecer. Servir quente.

Receitas

PUDIM DE LEITE ESPECIAL LIGHT

Rendimento » 20 porções de 40 g de aproximadamente 60 Kcal cada.

INGREDIENTES

4 colheres (sopa) de adoçante frutose
200 g de pó para preparo de sobremesa sabor artificial de leite condensado sem açúcar
1 xícara de água quente
2 xícaras de leite desnatado
4 ovos

PREPARO

1 Para a calda: Colocar a frutose em uma fôrma para pudim e levar ao fogo para dourar. Reservar. **2 Para o pudim:** Bater, no liquidificador, o pó para preparo de sobremesa sabor artificial de leite condensado sem açúcar com a água quente. Em seguida, adicionar os demais ingredientes e bater por 3 minutos. **3** Colocar na fôrma de pudim com a calda e levar para assar em banho-maria por aproximadamente 40 minutos.

PURÊ DE BATATA-DOCE

Rendimento » 8 porções de aproximadamente 33 Kcal cada.

INGREDIENTES

2 batatas-doces médias cozidas
noz-moscada, sal e alho a gosto
2 colheres (sopa) de cebola picada
½ colher (chá) de azeite

PREPARO

1 Cozinhar as batatas-doces em água e sal. Escorrer e passar pelo espremedor de batatas. **2** Aquecer uma panela e refogar a cebola e alho com o azeite. Juntar a batata-doce e misturar, acrescentando água quente até ficar um purê cremoso. Temperar o purê com noz-moscada e, se precisar, mais sal.

PURÊ MISTO DE CENOURA COM MANDIOQUINHA

Rendimento » 10 porções de aproximadamente 60 Kcal cada.

INGREDIENTES

2 mandioquinhas grandes
3 cenouras grandes
1 colher (chá) de azeite
noz-moscada, sal, alho, cebola e cheiro-verde a gosto

PREPARO

1 Descascar a mandioquinha e a cenoura e cozinhar em água e sal.
2 Passar a mandioquinha cozida no espremedor de batatas. Reservar.
3 Bater a cenoura cozida no liquidificador até obter um creme.
4 Refogar alho e cebola com o azeite em uma panela e juntar o purê de mandioquinha e o de cenoura. Mexer bem e ir colocando água para dar consistência cremosa. Temperar com sal, noz-moscada e cheiro verde.

Receitas

QUICHE DE TOMATE SECO

Rendimento » 8 porções de 110 g de aproximadamente 208 Kcal cada.

Ingredientes

16 torradas integrais grandes moídas
1 colher (sopa) de margarina light
1 colher (chá) de sal
1 colher (sopa) de queijo parmesão light ralado
1 ovo
8 tomates secos escorridos em tiras finas
1 colher (sopa) de azeite
4 dentes de alho
1 colher (chá) de orégano
2 ovos
1 pote de iogurte natural desnatado
1 xícara de requeijão light
1 colher (sopa) de cream cheese light
sal a gosto
80 g de mozarela de búfala fatiada

PREPARO

1 Misturar, em uma vasilha, as torradas moídas, a margarina light, o sal, o queijo parmesão ralado e o ovo. Com essa massa, forrar uma fôrma de aro removível de 22 cm de diâmetro e levar para assar em forno preaquecido por aproximadamente 10 minutos. **2** Retirar do forno, deixar esfriar e reservar. **3** Escorrer em outra vasilha os tomates secos. Enxugar, um a um, em papel absorvente, cortar em tiras finas e reservar. **4** Colocar o azeite, o alho e o orégano em uma frigideira antiaderente e refogar por cerca de 2 minutos. **5** Acrescentar, em seguida, o tomate seco e refogar por mais 2 minutos. **6** Retirar do fogo e deixar esfriar. **7** Em uma vasilha à parte, bater os ovos e misturar o iogurte natural desnatado, o requeijão light, o cream cheese light e o sal. Bater com um batedor de arame e despejar sobre a massa. **8** Por último, salpicar os tomates secos, intercalando com as fatias de mozarela de búfala e levar para assar por mais 30 minutos.

RATATOUILLE

Rendimento » 2 porções de aproximadamente 50 Kcal cada.

INGREDIENTES

2 colheres (sopa) de cebola picada
alho, cheiro-verde, molho shoyu a gosto
60 g de berinjela crua cortada em cubos
60 g de abobrinha crua cortada em cubos
1 pimentão médio vermelho ou amarelo cortado em cubos
2 azeitonas verdes picadas

PREPARO

Refogar, em uma panela, a cebola e o alho. Juntar os legumes picados em cubos e as azeitonas e mexer bem. Colocar shoyu a gosto, tomando cuidado para não deixar os legumes muito salgados. Mexer e temperar com cheiro-verde. Servir quente.

Receitas

RISOTO DE ESPINAFRE

Rendimento » 10 porções de aproximadamente 140 Kcal cada

INGREDIENTES

sal, alho, cebola e cheiro-verde a gosto
100 g de espinafre cozido *al dente*
2 xícaras de arroz integral cozido
60 ml de iogurte natural
2 colheres (sopa) de requeijão light
5 castanhas-do-pará
200 g de queijo minas light

PREPARO

1 Refogar alho e cebola em uma panela, juntar o espinafre já cozido e refogar. Mexer bem até ficar macio. Colocar o arroz. Misturar bem e adicionar o iogurte natural desnatado, o requeijão light, a castanha-do-pará e o queijo minas light. Temperar com sal e cheiro-verde a gosto. **2** Servir quente.

RISOTO DE SALMÃO

Rendimento » 10 porções de aproximadamente 128 Kcal cada.

INGREDIENTES

sal, alho, cebola, cheiro-verde, estragão e coentro moído a gosto
250 g de salmão
100 g de alho-poró fatiado
1 abobrinha média cozida
2 tomates médios picados
2 xícaras de arroz cozido

PREPARO

1 Refogar alho e cebola em uma panela, juntar o salmão picado em cubos e refogar até cozinhar. Acrescentar o alho-poró. Mexer bem até ficar macio. Por último, colocar a abobrinha cozida cortada em cubos, o tomate e o arroz cozido e misturar bem por 5 minutos. Temperar com sal, estragão, coentro moído e cheiro-verde. **2** Servir quente.

RISOTO PRIMAVERA

Rendimento » 10 porções de aproximadamente 140 Kcal cada.

INGREDIENTES

sal, alho, cebola, cheiro-verde a gosto
1 cenoura média cozida
100 g de vagem cozida
100 g de alho-poró fatiado
2 tomates médios
2 xícaras de arroz cozido
200 g de queijo minas light
2 colheres (sopa) de requeijão light

PREPARO

1 Refogar alho e cebola em uma panela, juntar a cenoura picada e refogar. Acrescentar o alho-poró. Mexer bem até ficar macio. Por último, colocar o tomate picado e o arroz. Misture bem e adicione o queijo minas light picado e o requeijão light. Temperar com sal e cheiro-verde a gosto. **2** Servir quente.

Receitas

ROCAMBOLE DE CHOCOLATE

Rendimento » 20 porções de aproximadamente 57 Kcal cada.

INGREDIENTES
Massa:
5 claras
5 gemas
4 colheres (sopa) de adoçante para forno e fogão
1 colher (chá) de essência de baunilha
5 colheres (sopa) de farinha de trigo
6 colheres (chá) de chocolate em pó
½ colher (chá) de fermento
margarina light
farinha de trigo para polvilhar a fôrma

Recheio:
100 ml de geleia light de ameixa
10 unidades de ameixas secas picadas

PREPARO
1 Bater as claras em neve e colocar as gemas uma a uma. **2** Depois de bem batido, colocar o adoçante e a essência de baunilha. **3** Peneirar a farinha, o chocolate, o fermento e misturar delicadamente com os outros ingredientes. **4** Untar uma fôrma com margarina light e polvilhar com farinha de trigo. **5** Colocar a massa na fôrma e levar ao forno preaquecido para assar. **6** Depois de assada, deixar amornar e desenformar sobre um pano de prato úmido. **7** Passar ⅔ da geleia e colocar sobre ela os pedaços de ameixa. Enrolar com a ajuda do pano de prato. **8** Passar o restante da geleia em cima do rocambole. **9** Cortar o rocambole em fatias e servir.

ROCAMBOLE DE LARANJA

Rendimento » 20 porções de aproximadamente 49 Kcal cada.

INGREDIENTES:

Massa:

5 claras
5 gemas
4 colheres (sopa) de adoçante para forno e fogão
1 colher (chá) de essência de baunilha
5 colheres (sopa) de farinha de trigo
raspas de limão
1 colher (café) de fermento em pó
margarina light e farinha de trigo para untar e polvilhar a fôrma

Recheio:

½ copo de suco de laranja
3 colheres de (sopa) de geleia light de laranja
canela em pó a gosto

PREPARO

1 Bater as claras em neve e colocar as gemas uma a uma. **2** Depois de bem batido, colocar o adoçante juntamente com a baunilha. **3** Misturar a farinha e as raspas de limão, o fermento e incorporar delicadamente à massa. **4** Untar uma fôrma com margarina light e polvilhar com farinha de trigo. **5** Colocar a massa na fôrma e levar ao forno preaquecido para assar. **6** Depois de assada, deixar amornar e desenformar em um pano de prato úmido. **7** Salpicar 1 colher (sopa) de adoçante em pó. **8** Umedecer a massa com o suco de laranja. **9** Rechear com a geleia e polvilhar canela. **10** Enrolar com a ajuda do pano de prato. **11** Cortar o rocambole em fatias e servir.

Receitas

SALADA DE BERINJELA COM GRÃO-DE-BICO

Rendimento » 10 porções de aproximadamente 53 Kcal cada.

INGREDIENTES

1 xícara de grão-de-bico cru
1 berinjela média
sal, orégano e cheiro-verde a gosto
2 colheres (sopa) de azeite
alho a gosto
1 cebola pequena

PREPARO

1 Lavar o grão-de-bico e cozinhar em panela de pressão. Reservar. Pode-se deixar o grão-de-bico de molho durante a noite e, quando for cozinhar, trocar a água. **2** Lavar a berinjela, cortar em cubos médios e salpicar sal. Deixar escorrendo em uma peneira ou escorredor por 30 minutos. **3** Levar a berinjela ao forno preaquecido com metade do azeite e orégano a gosto. Mexer de vez em quando para assar por igual. **4** Em uma frigideira antiaderente, colocar o restante do azeite com o alho e a cebola picados. Acrescentar o grão-de-bico e a berinjela e temperar a gosto. **5** Levar à geladeira e servir fria.

Receitas

SALADA DE MANGA LIGHT

Rendimento » 5 porções de aproximadamente 147 Kcal cada.

INGREDIENTES

4 tomates sem sementes picados em quadradinhos
300 g de queijo picado em quadradinhos
3 mangas sem casca picadas em pedaços pequenos
1 pé de alface americana rasgada com a mão
sal a gosto
4 colheres de molho para salada sabor iogurte light

PREPARO

Misturar os ingredientes e, em seguida, o molho para salada sabor iogurte light.

SALMÃO AO MOLHO DE MARACUJÁ COM LEGUMES SAUTÉ

Rendimento » 10 porções de aproximadamente 118 Kcal cada.

INGREDIENTES

500 g de salmão
sal, alho, estragão e cheiro-verde a gosto
2 cebolas pequenas
1 folha de louro
½ copo de suco de maracujá
1 tomate médio picado
1 colher (sopa) de amido de milho

1 batata pequena picada e cozida
2 cenouras médias picadas e cozidas
1 xícara de vagem picada e cozida

PREPARO
1 Temperar o salmão com sal, colocá-lo em uma assadeira e levá-lo ao forno preaquecido para assar. Deixar por 10 minutos. Retirar do forno e reservar quente. **2 Para o molho:** Em uma panela, refogar 1 cebola e o alho. Juntar aparas de salmão, talos de salsinha e a folha de louro. Cobrir com água (aproximadamente 1 litro) e deixar ferver por 10 minutos. Coar o caldo em uma peneira fina. **3** Levar o caldo já coado novamente à panela, juntar o suco de maracujá e o tomate. Deixar ferver até reduzir à metade. Dissolver o amido de milho em um pouco de água e juntar ao caldo. Deixar ferver misturando bem até engrossar. Temperar com sal, cheiro-verde e estragão. Reservar. **4** Aquecer uma frigideira e refogar a outra cebola e alho. Juntar os legumes já picados e cozidos. Saltear bem a outra. Temperar com sal e salsinha picada. **5 Para montar o prato:** Colocar uma porção de salmão regado com aproximadamente 1 colher (sopa) de molho, ½ colher (sopa) de batata, 1 colher (sopa) de cenoura e 1 colher (sopa) de vagem.

SALPICÃO DE LEGUMES

Rendimento » 5 porções de aproximadamente 71 Kcal cada.

INGREDIENTES

1 unidade média de maçã verde em cubinhos
1 colher (sopa) de suco de limão
1 cenoura média ralada
1 pimentão grande picado
½ pires (chá) de repolho cortado fininho
1 talo pequeno de salsão cortado bem fininho
½ pires (chá) de ervilhas escorridas
$1/5$ de xícara de uvas-passas
1 colher (sopa) de maionese light
2 colheres (sopa) de iogurte desnatado
1 colher (sopa) de mostarda
sal a gosto

PREPARO

1 Lavar e higienizar as frutas e legumes. **2** Colocar a maçã verde picada em uma travessa com o suco de limão. Reservar. **3** Escaldar cenoura, pimentão, repolho e salsão separadamente em água fervente e com sal. **4** Colocar esses legumes em uma travessa e adicionar a maçã escorrida, as ervilhas e as uvas-passas. **5** Misturar os ingredientes e acrescentar a maionese light, o iogurte desnatado e a mostarda. Experimentar e verificar a necessidade de acrescentar sal. **6** Levar à geladeira e servir frio.

SANDUÍCHE BAURU

Rendimento » 10 porções de aproximadamente 145 Kcal cada.

INGREDIENTES

150 g de mozarela fatiada
100 g de presunto cozido fatiado
orégano e cheiro-verde a gosto
10 fatias de pão de forma light
1 xícara de molho de tomate
1 tomate médio fatiado

PREPARO

1 Cortar a mozarela e o presunto cozido em tirinhas. Misturar e temperar com orégano e cheiro-verde. **2** Espalhar sobre as fatias de pão, 1 colher (sobremesa) de molho de tomate, colocar 1½ colher (sopa) de presunto e mozarela, decorar com 1 fatia de tomate e salpicar com salsinha e orégano. **3** Levar os sanduíches ao forno preaquecido até a mozarela derreter. Servir quente.

SANDUÍCHE DE FRANGO

Rendimento » 10 porções de aproximadamente 161 Kcal cada.

INGREDIENTES

300 g de peito de frango sem osso
½ colher (sopa) de azeite
1 cebola grande
sal, alho, shoyu e cheiro-verde a gosto
5 unidades de pão francês
1 xícara de molho de tomate
100 g de mozarela
10 azeitonas pretas

PREPARO

1 Cozinhar o frango, sem pele, em água salgada. Escorrer e desfiar. **2** Refogar, em uma panela com o azeite, a cebola e o alho e juntar o frango desfiado. Mexer bem e temperar com sal, shoyu e cheiro-verde. Reservar. **3** Cortar o pão francês no sentido do comprimento e tirar o miolo, espalhar em cada metade de pão 1 colher (sopa) de molho de tomate, 2 colheres (sopa) de frango e 1 fatia de mozarela. Decorar com uma azeitona. Levar ao forno preaquecido até a mozarela derreter.

SANDUÍCHE SALPICÃO DE FRANGO

Rendimento » 10 porções de aproximadamente 145 Kcal cada.

INGREDIENTES

300 g de peito de frango sem osso
1 cebola grande
sal, alho e cheiro-verde a gosto
1 colher (café) de azeite
10 azeitonas verdes
1 cenoura grande
1 copo de iogurte natural desnatado
100 g de ricota
mostarda a gosto
talo de 1 salsão
10 fatias de pão de forma integral light

PREPARO

1 Cozinhar o frango sem pele em água e sal. Escorrer e desfiar. **2** Refogar, em uma panela, a cebola e o alho com o azeite e juntar o frango desfiado. Mexer bem e temperar com sal e cheiro--verde. **3** Acrescentar o restante dos ingredientes. Levar à geladeira. **4** Colocar 2 colheres (sopa) de recheio em cada fatia de pão. **5** Servir frio.

Receitas

SMOOTHIE DE MORANGO COM BANANA E IOGURTE

Rendimento » 2 porções de aproximadamente 200 Kcal cada.

INGREDIENTES

1 banana-prata pequena
½ porção de polpa de fruta de morango congelada
100 ml de leite desnatado
1 pote de iogurte natural desnatado
adoçante a gosto

PREPARO

1 Bater os ingredientes no liquidificador. **2** Caso queira, acrescentar gelo.

SOPA CREME DE AGRIÃO COM CARNE

Rendimento » 10 porções de aproximadamente 113 Kcal.

INGREDIENTES

1 cebola média
sal e alho, noz-moscada e cheiro-verde a gosto
1 colher (café) de azeite
600 g de agrião
3 colheres (sopa) de farinha de trigo
500 ml de leite desnatado
1 folha de louro
200 g de coxão-mole cozido e desfiado

PREPARO

1 Aquecer uma panela e refogar a cebola e alho com o azeite. Juntar o agrião e mexer bem. Depois de refogar o agrião, bater no liquidificador com um pouco de água. Voltar o líquido batido à panela e ferver. **2** Dissolver a farinha de trigo no leite e juntar à sopa. Colocar o louro e temperar com sal, noz-moscada e cheiro-verde. Juntar a carne desfiada. Servir quente com 2 torradas ou 1 colher (chá) de farelo de trigo.

SOPA CREME DE MILHO

Rendimento » 10 porções de aproximadamente 92 Kcal cada.

INGREDIENTES

1½ lata de milho verde em conserva

2,5 litros de água

1 cebola grande

sal, cheiro-verde, orégano e alho a gosto

½ colher (sopa) de azeite

2 colheres (sopa) de amido de milho

1 xícara de leite desnatado

1 colher (de servir arroz) de macarrão cabelo de anjo

PREPARO

1 Bater o milho no liquidificador com 1 litro de água. Coar em uma peneira. **2** Refogar, em uma panela, a cebola e o alho com o azeite, juntar o milho batido e coado. Dissolver o amido de milho no leite e juntar à sopa com mais 1,5 litro de água. Mexer até engrossar. **3** Acrescentar o macarrão e deixar cozinhar. Temperar com sal, cheiro-verde e orégano. Servir quente.

Receitas

SOPA CREME DE MORANGA COM HORTELÃ E FRANGO

Rendimento » 10 porções de aproximadamente 85 Kcal cada.

INGREDIENTES

2 cebolas médias
sal e alho a gosto
1 colher (café) de azeite
600 g de moranga
2,5 litros de água
1 colher (sopa) de amido de milho
1 xícara de leite desnatado
2 colheres (sopa) de macarrão cabelo de anjo
50 g de hortelã picadinha
200 g de peito de frango sem osso cozido

PREPARO

1 Refogar, em uma panela, a cebola e o alho com o azeite. Juntar a moranga picada e a água e deixar ferver até a moranga cozinhar. **2** Esperar esfriar e bater no liquidificador. Voltar à panela e deixar ferver. **3** Dissolver o amido de milho no leite e incorporar à sopa, mexendo até engrossar. **4** Acrescentar o macarrão e deixar cozinhar. **5** Temperar com sal e acrescentar a hortelã. **6** Servir quente com 1 colher (sopa) de frango desfiado em cada prato. Acompanhar com 2 torradas ou 1 colher (sopa) de farelo de trigo.

SOPA DE FUBÁ COM COUVE E CARNE

Rendimento » 10 porções de aproximadamente 132 Kcal cada.

INGREDIENTES
1 cebola grande
sal, cheiro-verde, louro e alho a gosto
1 colher (café) de azeite
10 colheres (sopa) de fubá
2,5 litros de água
2 tomates médios
250 g de carne picada em cubos grandes
9 folhas grandes de couve

PREPARO

1 Refogar, em uma panela, a cebola e o alho com o azeite. Dissolver o fubá em 500 ml de água, levar à panela e mexer até ferver e engrossar. Acrescentar o tomate e a carne picados e mais 2 litros de água. Temperar com sal, cheiro-verde e louro. Misturar e deixar ferver por mais 5 minutos. **2** Retirar a carne, desfiar e reservar. **3** Picar, bem fininho, as folhas de couve sem os talos e acrescentar à sopa. Servir quente com 1 colher (sopa) de carne desfiada em cada prato.

SOPA DE LEGUMES COM CARNE

Rendimento » 10 porções de aproximadamente 160 Kcal cada.

INGREDIENTES

1 cebola grande
sal, louro, cheiro-verde e alho a gosto
½ colher (sopa) de azeite
2 cenouras médias
1 abobrinha pequena picada
1 batata grande
2 tomates médios
10 folhas grandes de repolho
2,5 litros de água
250 g de coxão mole sem gordura em cubos pequenos

PREPARO

1 Refogar, em uma panela, a cebola e o alho com o azeite. Juntar os legumes picados e misturar. Acrescentar a água e deixar cozinhar. Esperar esfriar um pouco e bater metade dos ingredientes no liquidificador para dar maior consistência à sopa. Voltar à panela e deixar ferver. Deixar em fogo baixo até ficar um pouco mais consistente. Temperar com sal, cheiro-verde e louro. **2** Em outra panela, refogar a carne em sua própria gordura e ir adicionando água aos poucos. **3** Servir quente com 1 colher (sopa) de carne refogada em cada prato.

SUCO DE ABACAXI COM MAÇÃ E GELATINA

Rendimento » 1 porção de aproximadamente 50 Kcal.

INGREDIENTES

1 colher (chá) de gelatina incolor sem sabor
200 ml de água
½ fatia fina de abacaxi
½ maçã média sem casca
folhas de hortelã a gosto
gelo
adoçante a gosto (pode-se consumir sem açúcar ou adoçante)

PREPARO

1 Diluir a gelatina em 50 ml da água quente. **2** Bater, no liquidificador, as frutas, a hortelã e o gelo com a gelatina diluída e a água restante. **3** Colocar no copo sem coar. **4** Consumir logo que preparar.

SUCO DE ÁGUA DE COCO COM UVA

Rendimento » 1 porção de aproximadamente 60 Kcal.

INGREDIENTES

1 copo de água de coco
5 uvas verdes sem sementes
gelo

PREPARO

1 Bater a água de coco com as uvas no liquidificador. **2** Coar. **3** Não é necessário adoçar.

SUCO DE BIOMASSA DE BANANA VERDE, MAÇÃ E MELÃO

Rendimento » 1 porção de aproximadamente 50 Kcal.

INGREDIENTES

½ fatia média de melão

½ maçã pequena

1 colher (sopa) de biomassa de banana verde*

1 xícara de água

adoçante a gosto (pode-se consumir sem açúcar ou adoçante)

gelo

PREPARO

1 Picar a maçã e o melão. **2** Bater as frutas no liquidificador com a biomassa e a água. **3** Colocar no copo com gelo, sem coar. **4** Adoçar se achar necessário. **5** Consumir logo que preparar.

* Veja receita na página 110.

SUCO DE COUVE, ÁGUA DE COCO, LARANJA-LIMA E GENGIBRE

Rendimento » 1 porção de aproximadamente 80 Kcal.

INGREDIENTES

1 colher (sopa) de couve picada
1 laranja-lima
raspas de gengibre
180 ml de água de coco
folhas de hortelã a gosto
adoçante a gosto (pode-se consumir sem açúcar ou adoçante)
gelo

PREPARO

1 Higienizar a couve, a laranja e o gengibre. **2** Picar a couve e reservar. **3** Extrair o suco da laranja e bater no liquidificador com os outros ingredientes, inclusive a couve. **4** Coar e adoçar se achar necessário. **5** Consumir logo que preparar.

SUCO DE MELANCIA, AÇAÍ E LIMÃO

Rendimento » 1 porção de aproximadamente 70 Kcal.

INGREDIENTES

150 g de melancia

½ limão

3 colheres (sopa) de polpa de açaí

150 ml de água

adoçante a gosto (pode-se consumir sem açúcar ou adoçante)

gelo

PREPARO

1 Picar a melancia. **2** Extrair o suco do limão. **3** Bater no liquidificador as frutas com a água. **4** Coar. **5** Adoçar se achar necessário. **6** Consumir logo que preparar.

SUCO DE MELÃO COM HORTELÃ

Rendimento » 1 porção de aproximadamente 29 Kcal.

INGREDIENTES

100 g de melão
200 ml de água
folhas de hortelã a gosto
adoçante a gosto (pode-se consumir sem açúcar ou adoçante)
gelo

PREPARO

1 Picar o melão. **2** Bater o melão no liquidificador com a água e as folhas de hortelã a gosto. **3** Coar, se quiser, e servir. **4** Consumir logo que preparar.

SUFLÊ DE REPOLHO

Rendimento » 10 porções de aproximadamente 80 Kcal cada.

INGREDIENTES

500 g de repolho
2 colheres (sopa) de margarina light
alho, sal e salsinha a gosto
1 colher (chá) de cebola ralada
2 copos de leite desnatado
1 colher (sopa) de farinha de trigo
3 ovos (separar claras e gemas)
2 colheres (sopa) de queijo ralado

PREPARO

1 Cortar o repolho o mais fino possível. Lavar bem e escaldar com água fervente por 2 ou 3 minutos. Colocar em uma peneira para escorrer. **2** Levar ao fogo a margarina light, o alho e a cebola para dourar. **3** Adicionar o repolho. **4** Temperar a gosto. Colocar em um pirex redondo e alto untado com margarina light. **5** Misturar, em uma panela, o leite desnatado com a farinha e as gemas. **6** Temperar com sal. Levar ao fogo e mexer até engrossar e cozinhar. Colocar o queijo ralado e um pouco de salsinha picada. **7** Bater as claras em neve e reservar. **8** Retirar o creme do fogo e juntar as claras em neve. **9** Misturar rapidamente e espalhar sobre o repolho. **10** Levar ao forno preaquecido para assar.

TABULE

Rendimento » 4 porções de aproximadamente 142 Kcal cada.

INGREDIENTES

¼ xícara de trigo para kibe
2 pepinos picados
1 ½ tomate picado
1 cebola picada
1 maço de salsinha picada
3 colheres (sopa) de suco de limão
2 colheres (sopa) de azeite
sal e pimenta-do-reino a gosto

PREPARO

1 Colocar o trigo em um recipiente e cobrir com água. Deixar de molho por 2 horas ou até que o trigo dobre de volume. **2** Colocar o pepino em uma peneira e jogar sal por cima. Deixar por 30 minutos para que o pepino desidrate. **3** Lavar o pepino abundantemente sob água corrente para que saia todo o sal. Reservar. **4** Escorrer a água do trigo. **5** Colocar o trigo no centro de um pano de prato bem limpo e torcer o pano, retirando todo o excesso de água. **6** Colocar todos os ingredientes em um recipiente e temperar com o limão, o azeite, sal e pimenta. Mexer bem com uma colher e servir com pão, como acompanhamento de carnes ou como entrada.

TORTA MINEIRA

Rendimento » 20 porções de aproximadamente 95 Kcal cada.

INGREDIENTES
Massa:

100 g de biscoito maisena
150 g de margarina light

Recheio:

250 g de queijo minas light
2 ovos
adoçante para forno e fogão a gosto
1 pote de iogurte natural desnatado
½ xícara de leite desnatado
1 colher (chá) de amido de milho
raspas de 1 limão

Cobertura:

150 g de goiabada light derretida

PREPARO

1 Triturar o biscoito maisena no liquidificador. Colocar em um recipiente, acrescentar a margarina light e amassar até formar uma massa homogênea. Colocar a massa em uma fôrma para torta. Não precisa untar. **2** Bater os ingredientes do recheio no liquidificador e colocar por cima da massa. Levar ao forno preaquecido por aproximadamente 30 a 40 minutos até o recheio endurecer. **3** Depois de assada, levar à geladeira e, quando estiver gelada, espalhar a goiabada com um pincel por cima da torta. Servir gelada.

Referências bibliográficas

ABESO – Associação Brasileira para o Estudo da Obesidade e da Síndrome Metabólica. *Diretrizes brasileiras de obesidade 2009/2010*. 3. ed. Itapevi, SP: AC Farmacêutica, 2009-2010. Disponível em <http://www.abeso.org.br/pdf/diretrizes_brasileiras_obesidade_2009_2010_1.pdf>. Acesso em 10 ago. 2016.

ALMEIDA, Simone Gonçalves; MELO, Lanuzza Meireles; GARCIA, Palome Custódio Popov. Biodisponibilidade de cálcio numa dieta isenta de leite de vaca e derivados. *Ensaios e Ciência: Ciências Biológicas, Agrárias e da Saúde*, v. 15, n. 3, pp. 147-158, 2011. Campo Grande. Disponível em <http://www.redalyc.org/pdf/260/26021120012.pdf>. Acesso em mar. 2016.

ALTENBURG, Helena; DIAS, Katia Antonia Castro. *Medidas e porções de alimentos*. Campinas, SP: Komedi, 2009.

ALVARENGA, Marle et al. *Nutrição comportamental*. São Paulo: Manole, 2015.

AZEVEDO, Elaine de. Alimentação saudável: uma construção histórica. *Revista Simbiótica*, n. 7, pp. 2-29, dez. 2014.

BERNARDI, Fabiana; CICHELERO, Cristiane; VITOLO, Marcia Regina. Comportamento de restrição alimentar e obesidade. *Revista de Nutrição*, Campinas, v. 1, n. 18, pp. 85-93, jan./fev. 2005.

BRASIL. Ministério da Educação. Secretaria de Educação Básica. *Alimentação e nutrição no Brasil*. Curso Técnico de Formação para os Funcionários da Educação. Brasília, 2007.

Referências bibliográficas

BRASIL. Ministério da Saúde. Agência Nacional de Vigilância Sanitária Universidade de Brasília. *Rotulagem nutricional obrigatória*: manual de orientação às indústrias de alimentos. 2ª versão. Brasília, 2005.

BRASIL. Ministério da Saúde. Agência Nacional de Vigilância Sanitária Universidade de Brasília. *Rotulagem nutricional obrigatória*: manual de orientação aos consumidores – educação para o consumo saudável. Brasília, 2001.

BRASIL. Ministério da Saúde. Agência Nacional de Vigilância Sanitária. Gerência Geral de Alimento. *Rotulagem nutricional obrigatória*: manual de orientação aos consumidores – educação para o consumo saudável. Brasília, 2008. Disponível em <http://portal.anvisa.gov.br/documents/33916/396679/manual_consumidor.pdf/e31144d3-0207-4a37-9b3b-e4638d48934b>. Acesso em 10 ago. 2016.

BRASIL. Ministério da Saúde. Secretaria de Atenção à Saúde. Departamento de Atenção Básica. *Obesidade*. Brasília: Ministério da Saúde, 2006.

BRASIL. Ministério da Saúde. Secretaria de Vigilância em Saúde. Secretaria de Gestão Estratégica e Participativa. *Vigitel Brasil 2009*: vigilância de fatores de risco e proteção para doenças crônicas por inquérito telefônico. Brasília: Ministério da Saúde, 2010.

BRASIL. Portaria n. 540 – SVS/MS, de 27 de outubro de 1997. Aprova o Regulamento Técnico: Aditivos alimentares – definições, classificação e emprego. Órgão emissor: ANVISA – Agência Nacional de Vigilância Sanitária. Disponível em <http://portal.anvisa.gov.br/documents/33916/391619/PORTARIA_540_1997.pdf/3c55fd22-d503-4570-a98b-30e63d85bdad>. Acesso em 5 ago. 2016.

BRASIL. Resolução – RDC n. 259, de 20 de setembro de 2002. *Regulamentos técnicos de rotulagem de alimentos embalados*. Órgão

Referências bibliográficas

emissor: ANVISA – Agência Nacional de Vigilância Sanitária. Disponível em <http://www.valinhos.sp.gov.br/portal/arquivos/saude/visa/rotulagem/RDC_25902.htm>. Acesso em 6 ago. 2016.

BRASIL. Resolução – RDC n. 259/2002. *Declaração obrigatória na rotulagem de alimentos*. Órgão emissor: ANVISA – Agência Nacional de Vigilância Sanitária. Disponível em <http://www.anvisa.gov.br/faqdinamica/index.asp?Secao=Usuario&usersecoes=28&userassunto=187>. Acesso em 5 ago. 2016.

BRASIL. Resolução – RDC n. 340, de 13 de dezembro de 2002. *As empresas fabricantes de alimentos que contenham na sua composição o corante tartrazina (INS 102) devem obrigatoriamente declarar na rotulagem, na lista de ingredientes, o nome do corante tartrazina por extenso*. Órgão emissor: ANVISA – Agência Nacional de Vigilância Sanitária. Disponível em <http://portal.anvisa.gov.br/documents/33916/393963/RDC_340.pdf/e206f5c4-b565-4278-9950-75ea8b7ec60a>. Acesso em 5 ago. 2016.

BUENO, Aline Lopes; CZEPIELEWSKI, Mauro Antônio. Micronutrientes envolvidos no crescimento. Artigo de revisão. *Revista HCPA*, v. 3, n. 27, pp. 47-56, 2007. Disponível em <http://www.nutricaoemfoco.com.br/NetManager/documentos/micronutrientes_envolvidos_no_crescimento.pdf>. Acesso em fev. 2016.

CÂNDIDO, L.M.B. *Alimentos para fins especiais*: dietéticos. São Paulo: Livraria Varela, 1996.

CHAVES, Lenize; NAVARRO, Antonio Coppi. Compulsão alimentar, obesidade e emagrecimento. *Revista Brasileira de Obesidade, Nutrição e Emagrecimento*, São Paulo, v. 5, n. 27, pp. 110-120, mai./jun. 2011.

COUTINHO, W. *Transtornos alimentares e obesidade*. Porto Alegre: Artmed, 1998.

Referências bibliográficas

COZZOLINO, Silvia M. Franciscato. *Recomendações de nutrientes*. Série de Publicações ILSI Brasil. Força-tarefa Alimentos Fortificados e Suplementos. Comitê de Nutrição. ILSI Brasil, mar. 2009. Disponível em <http://ilsibrasil.org/wp-content/uploads/sites/9/2016/05/00-Recomendac%CC%A7o%C-C%83es-de-Nutrientes.pdf>. Acesso em fev. 2016.

DÂMASO, A. *Obesidade*. São Paulo: MEDSI, 2003.

DIETWIN Personal. Software de Nutrição, 2010.

FRANÇA, Cristinei de Leandro et al. Contribuições da psicologia e da nutrição para a mudança do comportamento alimentar. *Estudos de Psicologia*, v. 2, n. 17, pp. 337-345, mai./ago. 2012. Disponível em <http://www.scielo.br/pdf/epsic/v17n2/19.pdf>. Acesso em fev. 2016.

FRANÇA, Natasha Aparecida Grande de; MARTINI, Lígia Araújo. *Funções plenamente reconhecidas de nutrientes*: cálcio. Série de Publicações ILSI Brasil, v. 1. 2. ed. 2014. Disponível em <http://ilsi.wpengine.com/brasil/wp-content/uploads/sites/9/2016/05/Fasci%CC%81culo-1-Seg-Edic%CC%A-7a%CC%83o-Ca%CC%81lcio.pdf>. Acesso em fev. 2016.

FRANCISCHI, Rachel Pamfilio et al. Exercício, comportamento alimentar e obesidade: revisão dos efeitos sobre a composição corporal e parâmetros metabólicos. *Revista Paulista de Educação Física*, São Paulo, v. 2, n. 15, pp. 117-140, jul./dez. 2001. Disponível em <http://citrus.uspnet.usp.br/eef/uploads/arquivo/v15%20n2%20artigo2.pdf>. Acesso em dez. 2015.

GILLI, Bárbara Cintia Sorregotti. Avaliação da composição corporal de mulheres frequentadoras de um SPA, submetidas à dieta de 1200 kcal e atividade física durante 7 dias. *Revista Brasileira de Nutrição Esportiva*, 2011. Disponível em <www.rbne.com.br/index.php/rbne/article/download/252/247>. Acesso em 10 ago. 2016.

Referências bibliográficas

GOCKEL, R. *Finalmente livre da compulsão alimentar*. São Paulo: Pensamento, 1992.

GONSALVES, P. E. *Alimentos que curam. Alimentos: Medicamentos.* São Paulo: IBRASA - Instituição Brasileira de Difusão Cultural, Livraria Varela, 1996.

HALPERN, A. *Pontos para o gordo*. Rio de Janeiro: Record, 1999.

MACHADO, Viviane Pupo de Oliveira. Riscos do corante tartrazina em alimentos e medicamentos. *Conservação e Rotulagem de Alimentos*, 2009. Disponível em: <http://www.eteavare.com.br/ArquivosBaixar.php?file=arquivos/alunos/RISCOS%20DO%20CORANTE%20TARTRAZINA.pdf>. Acesso em 1 set. 2016.

MELO, Camila Maria de; TIRAPEGUI, Julio; RIBEIRO, Mara Lima. Gasto energético corporal: conceitos, formas de avaliação e sua relação com a obesidade. *Arquivo Brasileiro de Endocrinologia e Metabologia*, 2008. Disponível em <http://www.sciclo.br/pdf/abem/v52n3/a05v52n3.pdf>. Acesso em 15 ago. 2016.

MINISTÉRIO DA SAÚDE. *Vigitel Brasil 2014*: vigilância de fatores de risco e proteção para doenças crônicas por inquérito telefônico. Brasília: Ministério da Saúde, 2015. Disponível em <http://www.ans.gov.br/images/stories/Materiais_para_pesquisa/Materiais_por_assunto/2015_vigitel.pdf>. Acesso em 25 ago. 2016.

MINISTÉRIO DA SAÚDE. *Guia alimentar para a população brasileira*. 2. ed. Brasília: Ministério da Saúde, 2014. Disponível em <http://bvsms.saude.gov.br/bvs/publicacoes/guia_alimentar_populacao_brasileira_2ed.pdf>. Acesso em 12 ago. 2016.

MONTEIRO, Thaís Helena; PEREIRA, Goselle A. P. *Funções plenamente reconhecidas de nutrientes*: fósforo. Série de Publicações ILSI Brasil, v. 15, 2010. Disponível em <http://ilsi.wpengine.com/brasil/wp-content/uploads/sites/9/2016/05/15-Fo%C-C%81sforo.pdf>. Acesso em fev. 2016.

Referências bibliográficas

MOTTA, Denise Giacomo et al. *Diabetes e alimentação*: comer bem para viver melhor. Piracicaba, SP, 1997. (Apostila).

MOTTA, Denise Giacomo. *Educação nutricional & diabetes tipo 2*: compartilhando saberes, sabores e sentimentos. Piracicaba, SP: Jacintha, 2009.

NEPA – Núcleo de Estudos e Pesquisas em Alimentação. *Tabela Brasileira de Composição de Alimentos – TACO*. 4. ed. Campinas, SP: NEPA – UNICAMP, 2011.

PADOVANI, Renata Maria et al. "Dietary Reference Intakes: aplicabilidade das tabelas em estudos nutricionais". *Revista de Nutrição*, Campinas, v. 19, n.6, pp. 741-760, nov./dez. 2016

PASTORE, K.; CAPRIGLIONE, L. O feitiço do corpo ideal. *Revista Veja*, São Paulo, 1998.

PEREIRA, Ana Carolina da Silva; MOURA, Suelane Medeiros; CONSTANT, Patrícia Beltrão Lessa. *Alergia alimentar*: sistema imunológico e principais alimentos envolvidos. Semina: Ciências Biológicas e da Saúde, 2008. Disponível em <www.uel.br/revistas/uel/index.php/seminabio/article/download/3466/2821>. Acesso em 1 ago. 2016.

PEREIRA, Gisele A. P. et al. Cálcio dietético: estratégias para otimizar o consumo. Artigo de revisão. *Revista Brasileira Reumatol*, v. 2, n. 49, pp. 164-180, 2009. Disponível em <http://www.scielo.br/pdf/rbr/v49n2/08.pdf>. Acesso em fev. 2016.

PEREIRA, José Carlos. *Nutrição e alimentação*: boletim do Criadouro Campo das Caviúnas, n. 18. Cruzeiro, SP, out. 2005. Disponível em <http://www.criadouromontealvao.com.br/arquivo/18.pdf>. Acesso em 5 abr. 2016.

PHILIPPI, Sonia Tucunduva. *Redesenho da Pirâmide Alimentar Brasileira para uma alimentação saudável*, abr. 2013. Disponível em < http://www.piramidealimentar.inf.br/pdf/ESTUDO_CIENTIFICO_PIRAMIDE_pt.pdf>. Acesso em 4 out. 2016.

Referências bibliográficas

PINHEIRO, Ana Beatriz Vieira et al. *Tabela para avaliação de consumo alimentar em medidas caseiras.* Rio de Janeiro: Atheneu, 2009.

ROSSUM, Jussara Ferreira Van et al. Uma abordagem atual da obesidade. *Brazilian Journal of Surgery and Clinical Research*, dez. 2014 a fev. 2015. Disponível em <http://www.mastereditora.com.br/periodico/20141130_215847.pdf>. Acesso em 5 set. 2016.

SEVERO, Juliana Soares et al. Aspectos metabólicos e nutricionais do magnésio. *Revista de Nutrição Clínica e Dietética Hospitalar*, v. 2, n. 35, pp. 67-74, 2015. Disponível em <http://revista.nutricion.org/PDF/352severo.pdf>. Acesso em abr. 2016.

VILARTA, Roberto et al. *Alimentação saudável e atividade física para a qualidade de vida.* Campinas: IPES Editorial, 2007. Disponível em <http://www.fef.unicamp.br/fef/sites/uploads/deafa/qvaf/alimen_saudavel_completo.pdf>. Acesso em 15 ago. 2016.

VILLELA, Nilze Barreto; ROCHA, Raquel. *Terapêutica Nutricional.* Salvador: EDUFBA, 2008. Disponível em <http://books.scielo.org/id/sqj2s/pdf/villela-9788523208998-02.pdf>. Acesso em abr. 2016.

WANDERLEY, Emanuela Nogueira; FERREIRA, Vanessa Alves. Obesidade: uma perspectiva atual. *Revista Ciência & Saúde Coletiva*, 2010. Disponível em <http://www.redalyc.org/html/630/63012432020/>. Acesso em 5 set. 2016.

Compartilhe a sua opinião
sobre este livro usando a hashtag
#SpaEmCasa
nas nossas redes sociais:

 /EditoraAlaude

 /EditoraAlaude

 /AlaudeEditora